# DIGIUNO INTERMITTENTE

# I SEGRETI PER UNA PERDITA DI PESO RAPIDA, DIMAGRIMENTO SANO E RIATTIVAZIONE DEL METABOLISMO PER UNA VITA DI BENESSERE

*Di Luca Ferrero*

## Sommario

# CAPITOLO 1: INTRODUZIONE AL DIGIUNO INTERMITTENTE

Il digiuno intermittente (DI) è un approccio alimentare che alterna periodi di digiuno con periodi di alimentazione. Non si tratta tanto di quali alimenti mangiare, ma piuttosto di quando mangiarli. Questa pratica si basa su un principio semplice: ci sono momenti specifici in cui consumiamo cibo e momenti in cui ci asteniamo, permettendo così al nostro corpo di riposare e di beneficiare di una serie di processi metabolici che si attivano solo durante il digiuno.

Il concetto di DI non è nuovo; infatti, ha radici storiche profonde e fa parte di molte tradizioni culturali e pratiche religiose. Tuttavia, solo recentemente è stato riscoperto e adottato per i suoi molteplici benefici per la salute, tra cui la perdita di peso, il miglioramento della funzionalità metabolica e persino l'aumento della longevità.

Una delle forme più popolari di DI è il metodo 16/8, che prevede un digiuno di 16 ore seguito da un periodo di alimentazione di 8 ore. Altre varianti includono il digiuno di 24 ore una o due volte a settimana, noto anche come "Eat-Stop-Eat", e il metodo 5:2, dove si consumano normalmente calorie per 5 giorni a settimana e si limitano le calorie a 500-600 per i restanti 2 giorni.

La chiave del successo del DI risiede nella sua flessibilità e adattabilità alle esigenze individuali. A differenza di altre diete che impongono restrizioni severe su cosa o quanto mangiare, il DI si concentra sul quando mangiare. Questo approccio può semplificare il processo di perdita di peso e migliorare la salute senza richiedere conteggi calorici costanti o cambiamenti drastici nell'alimentazione.

Dal punto di vista scientifico, il DI ha dimostrato di offrire vari benefici per la salute. Durante i periodi di digiuno, il corpo esaurisce le scorte di glucosio e inizia a bruciare i grassi come fonte di energia, un processo noto come chetosi. Questo cambiamento metabolico non solo aiuta nella perdita di peso ma può anche migliorare la sensibilità all'insulina, ridurre l'infiammazione e favorire la riparazione cellulare. Alcuni studi suggeriscono che il DI può avere effetti positivi sulla salute del cuore, sulla riduzione del rischio di diabete di tipo 2 e persino sull'allungamento della vita.

Tuttavia, è importante avvicinarsi al DI con consapevolezza e considerazione per il proprio stato di salute e le proprie esigenze nutrizionali. Non è adatto a tutti, inclusi individui con determinate condizioni mediche, donne incinte o in allattamento e persone con disturbi alimentari. Prima di iniziare qualsiasi nuova pratica alimentare, è consigliabile consultare un professionista sanitario.

Introducendo il DI nella tua vita, è fondamentale adottare un approccio equilibrato. Il successo a lungo termine con il DI deriva dalla capacità di ascoltare e rispettare il proprio corpo, adattando il metodo di digiuno scelto alle proprie esigenze e obiettivi di vita. Questo approccio non solo aiuterà a ottenere risultati sostenibili in termini di perdita di peso e miglioramento della salute ma promuoverà anche un rapporto più armonioso con il cibo e il proprio corpo.

Passando al punto successivo, esploreremo i benefici scientifici del digiuno intermittente, approfondendo come questa pratica possa influenzare positivamente la nostra salute oltre la semplice perdita di peso. Questo ci permetterà di capire meglio perché il DI sta guadagnando popolarità come strumento per il benessere generale, non solo come metodo per dimagrire.

Dopo aver introdotto il concetto e le basi del digiuno intermittente (DI), è fondamentale esplorare i benefici scientifici che sostengono questa pratica. Il DI non è solo una moda passeggera nel mondo della nutrizione e del benessere; è supportato da una crescente base di ricerche scientifiche che evidenziano i suoi effetti positivi sulla salute.

Uno dei benefici principali del DI è il suo impatto sulla perdita di peso e sulla composizione corporea. Studi hanno dimostrato che il DI può aiutare a ridurre il peso corporeo, il grasso corporeo e il girovita. Questo avviene perché, durante i periodi di digiuno, il corpo esaurisce le sue scorte di glucosio e inizia a bruciare i grassi accumulati come fonte di energia, un processo noto come lipolisi. Inoltre, il DI può aumentare il tasso metabolico, ulteriormente potenziando la perdita di peso.

Oltre alla perdita di peso, il DI ha dimostrato di offrire benefici significativi per la salute metabolica. La pratica può migliorare la sensibilità all'insulina, riducendo il rischio di sviluppare diabete di tipo 2. Un miglior controllo dell'insulina è cruciale per mantenere i livelli di zucchero nel sangue entro limiti sani, prevenendo così le fluttuazioni che possono portare a fame impulsiva e aumento di peso. Alcuni studi suggeriscono che il DI può anche ridurre i livelli di colesterolo LDL ("cattivo") e trigliceridi, fattori che contribuiscono al rischio di malattie cardiovascolari.

L'impatto del DI sulla salute va oltre il metabolismo e la composizione corporea. La ricerca indica che può avere effetti anti-infiammatori, contribuendo a ridurre il rischio di numerose condizioni croniche associate all'infiammazione, come le malattie cardiache, il cancro e le malattie neurodegenerative. Inoltre, il DI stimola la produzione di neurotrasmettitori benefici, come il fattore neurotrofico derivato dal cervello (BDNF), che può migliorare la funzione cerebrale e proteggere contro la depressione e altre malattie mentali.

Un altro aspetto interessante del DI è il suo potenziale per influenzare positivamente la longevità. Sebbene la maggior parte delle ricerche a questo riguardo sia stata condotta su animali, i risultati suggeriscono che il DI può estendere la durata della vita, probabilmente attraverso meccanismi legati alla riduzione dello stress ossidativo e all'ottimizzazione della funzione cellulare. Questi studi aprono la strada a ulteriori ricerche sull'uomo, con la speranza che i benefici osservati possano traslarsi anche a noi.

Infine, il DI può svolgere un ruolo nel miglioramento della salute mentale e del benessere generale. La pratica del digiuno può aumentare la chiarezza mentale e la concentrazione, riducendo allo stesso tempo i sentimenti di ansia e depressione. Anche se questi effetti possono variare da persona a persona, molti praticanti del DI riferiscono miglioramenti significativi nel loro stato emotivo e psicologico.

Concludendo, i benefici scientifici del digiuno intermittente sono vasti e variegati, offrendo non solo vantaggi per la perdita di peso e il miglioramento della composizione corporea, ma anche per la salute metabolica, la prevenzione delle malattie, la longevità e il benessere mentale. Mentre procediamo al prossimo punto, esamineremo come sfatare i miti comuni che circondano il DI, consolidando ulteriormente la nostra comprensione di questa potente pratica di salute e benessere.

Il digiuno intermittente (DI) è circondato da numerosi miti e concezioni errate che possono creare confusione e preoccupazione tra coloro che considerano questa pratica alimentare. Affrontare questi miti è fondamentale per comprendere appieno il potenziale del DI e per adottarlo in modo informato e sicuro.

Uno dei miti più comuni è che il DI provochi una drastica perdita di massa muscolare. Tuttavia, la ricerca dimostra che, quando combinato con un adeguato apporto proteico e regolare attività fisica, il DI può effettivamente preservare la massa muscolare mentre si perdono grasso e peso. Questo contrasta con la credenza che il digiuno porti inevitabilmente alla degradazione muscolare.

In realtà, i periodi di digiuno possono aumentare la secrezione di alcuni ormoni, come l'ormone della crescita, che aiutano a proteggere e costruire il tessuto muscolare.

Un altro mito diffuso sostiene che il DI rallenti il metabolismo, rendendo più difficile la perdita di peso a lungo termine. In realtà, studi brevi hanno mostrato che il digiuno intermittente può aumentare temporaneamente il tasso metabolico, grazie alla stimolazione del sistema nervoso simpatico e all'aumento dei livelli di noradrenalina. Mentre è vero che un deficit calorico prolungato può alla fine rallentare il metabolismo, il DI praticato in modo equilibrato non ha lo stesso effetto di diete estremamente restrittive a lungo termine.

Vi è anche la preoccupazione che il DI possa causare overeating nei periodi di alimentazione, vanificando i benefici del digiuno. Sebbene questo possa essere un rischio per alcuni individui, molti trovano che il DI migliora in realtà la consapevolezza alimentare e il controllo delle porzioni. Imparare ad ascoltare i segnali di fame e sazietà del proprio corpo è una componente cruciale del successo con il DI, aiutando a prevenire l'eccesso alimentare.

Un quarto mito è che il DI sia una soluzione "one-size-fits-all" per la perdita di peso e la salute. Come con qualsiasi approccio alimentare, l'efficacia del DI può variare ampiamente da persona a persona, a seconda di fattori come l'età, il sesso, lo stato di salute, lo stile di vita e le preferenze personali. È importante personalizzare il programma di DI per adattarlo alle proprie esigenze e obiettivi, possibilmente con il supporto di un professionista della salute.

Infine, esiste il mito che il DI sia pericoloso o insalubre. Sebbene il DI non sia adatto a tutti — ad esempio, non è raccomandato per persone con determinate condizioni mediche, donne incinte o in allattamento, o individui con un passato di disturbi alimentari — per molti può essere un approccio sicuro ed efficace alla perdita di peso e al miglioramento della salute generale. Consultare un medico prima di iniziare può aiutare a garantire che il DI sia praticato in modo sicuro.

Superando questi miti, possiamo avvicinarci al digiuno intermittente con una comprensione più chiara e basata su fatti. Questa consapevolezza ci prepara a esplorare il passo successivo: identificare il nostro "perché" personale per il digiuno intermittente. Comprendere le motivazioni profonde dietro la scelta di adottare il DI può fornire la motivazione e la prospettiva necessarie per intraprendere questo viaggio verso la salute e il benessere in modo consapevole e sostenuto.

Identificare il proprio "perché" personale nell'intraprendere il digiuno intermittente (DI) è un passaggio cruciale per garantire un percorso di successo e sostenibile verso il benessere. Questo processo di auto-riflessione aiuta a radicare la pratica in motivazioni profonde e personali, che possono variare ampiamente tra gli individui. Che si tratti di perseguire una perdita di peso significativa, migliorare i parametri di salute metabolica, o semplicemente cercare un maggiore senso di controllo e benessere, comprendere il proprio motivo intrinseco è fondamentale.

La chiave per sostenere qualsiasi cambiamento significativo nello stile di vita, come adottare il DI, risiede nella motivazione intrinseca. Questa motivazione è alimentata da valori e obiettivi personali profondi, piuttosto che da pressioni esterne o obiettivi di breve termine. Per esempio, qualcuno potrebbe scegliere il DI non solo per perdere peso, ma per raggiungere una maggiore longevità e vivere una vita più lunga e salutare con i propri cari. Un altro potrebbe cercare di migliorare la propria salute metabolica per ridurre il rischio di malattie croniche che hanno visto affliggere membri della propria famiglia.

Riconoscere il proprio "perché" richiede un momento di introspezione. È utile porre domande come: "Cosa mi spinge a considerare il DI?" o "Come si allinea il DI con i miei valori e obiettivi a lungo termine?" Le risposte a queste domande possono fornire una bussola interna che guida le decisioni e le azioni quotidiane, rendendo più facile superare le sfide e mantenere la motivazione nel tempo.

Inoltre, definire il proprio "perché" personale contribuisce a creare un piano di DI su misura, che tiene conto delle esigenze, delle preferenze e delle circostanze uniche di ciascuno. Questo approccio personalizzato non solo aumenta la probabilità di successo ma rende anche l'esperienza del DI più gratificante e sostenibile a lungo termine.

Tuttavia, è importante notare che il "perché" di una persona può evolvere nel tempo. Man mano che si progredisce nel percorso di DI, si possono scoprire nuovi benefici o sfide che modificano la propria percezione e motivazione. Essere aperti a questa evoluzione e adattare di conseguenza il proprio approccio può mantenere il viaggio verso il benessere dinamico e reattivo alle proprie esigenze in cambiamento.

Capire il proprio "perché" personale funge anche da fondamenta per il prossimo passo: prepararsi mentalmente e fisicamente al cambiamento. Questa preparazione non riguarda solo l'organizzazione pratica, come pianificare i pasti o modificare le routine quotidiane, ma include anche l'adattamento della propria mentalità per accogliere e abbracciare il cambiamento. Avvicinarsi al DI con un atteggiamento positivo e proattivo, armati della comprensione del proprio "perché" profondo, può rendere il percorso non solo più efficace ma anche più arricchente e soddisfacente.

In conclusione, identificare e comprendere il proprio "perché" personale nel contesto del digiuno intermittente è un passo essenziale per creare un'esperienza trasformativa e sostenibile. Questa consapevolezza profonda non solo guida attraverso le sfide ma illumina anche il percorso verso una vita di benessere e salute ottimale.

Prepararsi mentalmente e fisicamente al cambiamento è un passaggio fondamentale per chiunque si avvicini al digiuno intermittente (DI) con l'intenzione di trasformare il proprio stile di vita in modo significativo. Questa fase di preparazione non solo stabilisce le basi per il successo ma aiuta anche ad affrontare le sfide che inevitabilmente emergono nel percorso verso una vita più sana e bilanciata.

## Preparazione Mentale

La preparazione mentale inizia con la costruzione di un mindset resiliente e flessibile, capace di adattarsi e reagire positivamente agli ostacoli. Accettare che ci saranno giornate difficili, momenti di tentazione, e potenziali battute d'arresto è cruciale. L'approccio giusto non si focalizza sul "se" si incontrano ostacoli, ma sul "come" si sceglie di affrontarli. Sviluppare strategie proattive, come la meditazione, la visualizzazione positiva o la tenuta di un diario, può rafforzare la resilienza mentale, rendendo più facile restare fedeli ai propri obiettivi di DI anche nei momenti difficili.

Un altro aspetto della preparazione mentale è l'educazione. Informarsi approfonditamente sul DI, compresi i suoi benefici, i metodi, e come può influenzare il corpo e la mente, fornisce una solida base di conoscenza che può rafforzare la motivazione e la dedizione. Conoscere i fatti aiuta a dissipare i dubbi e a consolidare la decisione di intraprendere questo viaggio.

## Preparazione Fisica

Sul fronte fisico, la preparazione implica rendere il proprio corpo il più ricettivo possibile ai benefici del DI. Questo può significare iniziare con piccoli passi, come ridurre gradualmente la finestra di alimentazione o modificare la dieta per includere alimenti che supportano il digiuno, come quelli ricchi di fibre, proteine, e grassi sani. Questi cambiamenti alimentari non solo aiutano a facilitare la transizione verso periodi più lunghi di digiuno ma possono anche migliorare i risultati del DI in termini di perdita di peso e salute generale.

Inoltre, stabilire una routine di esercizio fisico regolare prima di iniziare il DI può migliorare la tolleranza al digiuno e ottimizzare la perdita di grasso. L'attività fisica regolare, in particolare gli esercizi di resistenza, può anche aiutare a preservare la massa muscolare durante il digiuno. Iniziare lentamente e aumentare progressivamente l'intensità e la durata dell'esercizio può preparare il corpo a gestire meglio lo stress fisico del digiuno.

## <u>Integrazione nella Vita Quotidiana</u>

La preparazione alla transizione verso il DI deve considerare anche l'integrazione di questa pratica nella vita quotidiana. Pianificare in anticipo, ad esempio, può significare preparare pasti compatibili con il DI che si adattano facilmente alla routine giornaliera o identificare periodi di digiuno che si allineano meglio con il proprio programma. La flessibilità è essenziale; trovare un equilibrio che permetta di mantenere il DI senza che diventi un onere può fare la differenza nel lungo termine.

In conclusione, la preparazione mentale e fisica per il digiuno intermittente è una fase critica che richiede tempo, pazienza e dedizione. Affrontare questa fase con un approccio olistico non solo aumenta le probabilità di successo ma rende anche il viaggio verso il benessere più gratificante e sostenibile. Man mano che ci si prepara a entrare nel mondo del DI, il prossimo passo sarà esplorare la storia e la scienza dietro questa pratica, fornendo così una comprensione ancora più profonda e un apprezzamento per il potenziale trasformativo del digiuno intermittente.

# CAPITOLO 2: STORIA E SCIENZA DIETRO IL DIGIUNO INTERMITTENTE

La pratica del digiuno intermittente (DI), sebbene abbia guadagnato una popolarità esplosiva nel mondo moderno come strumento per la perdita di peso e il miglioramento della salute generale, affonda le sue radici in una storia profonda e variegata. Esplorare le origini storiche del DI non solo arricchisce la nostra comprensione di questa pratica, ma offre anche una prospettiva su come e perché è diventata una componente così significativa delle strategie di benessere contemporanee.

Il digiuno, sotto varie forme, è stato praticato per millenni, spesso avvolto in contesti religiosi e spirituali. Dalle antiche civiltà egiziane, greche e romane fino alle pratiche spirituali dell'Induismo, del Buddismo, dell'Islam e del Cristianesimo, il digiuno è stato utilizzato come mezzo per purificare il corpo e lo spirito, cercare illuminazione o penitenza, e migliorare la concentrazione e la disciplina mentale.

Nell'antica Grecia, per esempio, il digiuno era raccomandato dai medici come metodo per garantire il benessere fisico. Ippocrate, spesso considerato il padre della medicina occidentale, raccomandava il digiuno come mezzo per migliorare la salute generale e curare determinate malattie. Anche Platone e Aristotele elogiavano i benefici del digiuno per mantenere il corpo e la mente agili.

Nelle tradizioni spirituali, il digiuno assume spesso una dimensione di purificazione e rinnovamento. Nel Ramadan, i musulmani praticano il digiuno dall'alba al tramonto per un mese, come atto di fede e di auto-purificazione. Nel Cristianesimo, periodi come la Quaresima sono dedicati al digiuno e alla preghiera. L'Hinduismo e il Buddismo incorporano anche il digiuno come pratica spirituale, usata per purificare il corpo e come esercizio di auto-disciplina.

Oltre alle sue radici religiose e spirituali, il digiuno è stato utilizzato storicamente come strumento medico. Nel Medioevo, il digiuno era prescritto dai medici come trattamento per varie malattie, basandosi sulla teoria che limitare l'assunzione di cibo potesse aiutare a "ripulire" il corpo dalle tossine e dalle malattie. Questa nozione di purificazione attraverso il digiuno persiste in alcune filosofie di salute olistiche moderne.

Nel XX e XXI secolo, l'interesse per il digiuno intermittente è cresciuto notevolmente, spostandosi dalle sue radici spirituali e medicinali a un focus sulla salute fisica, sulla perdita di peso e sul miglioramento delle funzioni metaboliche. La ricerca scientifica ha iniziato a esplorare i benefici del DI, analizzandone gli effetti sulla longevità, sulla resistenza alle malattie, sul metabolismo e sul benessere generale, spingendo sempre più persone a integrare il DI nelle loro vite come strumento di salute preventiva e di miglioramento delle prestazioni fisiche e cognitive.

Comprendere la storia del digiuno intermittente ci permette di apprezzare la sua importanza non solo come tendenza di salute contemporanea, ma come pratica intrinsecamente legata alla storia umana e alla ricerca continua del benessere. Mentre procediamo al prossimo punto, esploreremo la scienza dietro il digiuno intermittente e come le ricerche moderne sostengono e espandono la nostra comprensione dei suoi benefici, collegando il passato al presente in un continuum di ricerca del benessere ottimale.

La scienza moderna ha iniziato a decifrare i meccanismi e i

benefici del digiuno intermittente (DI), conferendo una nuova dimensione a questa antica pratica. Mentre le tradizioni storiche e spirituali hanno lungamente riconosciuto il digiuno come strumento di purificazione e rinnovamento, è solo recentemente che la ricerca scientifica ha iniziato a fornire una solida base di evidenze sui suoi effetti sulla salute umana. Questa comprensione approfondita ci aiuta a colmare il divario tra le pratiche ancestrali e le applicazioni contemporanee del DI, fornendo una guida basata su prove per ottimizzare i suoi benefici.

Uno degli ambiti principali di studio riguarda l'impatto del DI sulla regolazione del peso e sulla composizione corporea. La ricerca dimostra che il DI può aiutare a ridurre il peso corporeo, il grasso viscerale e migliorare la composizione corporea, attraverso meccanismi come l'aumento del tasso metabolico e la promozione dell'uso dei grassi come fonte di energia. Questi cambiamenti sono particolarmente vantaggiosi per la prevenzione e la gestione dell'obesità, una condizione associata a numerose malattie croniche.

Dal punto di vista metabolico, il DI ha mostrato effetti positivi significativi sulla sensibilità all'insulina e sui livelli di glucosio nel sangue. Attraverso la regolazione dell'insulina, il DI può aiutare a prevenire o ritardare l'insorgenza del diabete di tipo 2, oltre a migliorare i parametri metabolici nei soggetti già affetti da questa condizione. Questi benefici sono attribuiti a periodi di digiuno che permettono al corpo di esaurire le scorte di glucosio e iniziare a metabolizzare i grassi, riducendo così la resistenza all'insulina.

Il digiuno intermittente ha anche dimostrato di avere effetti protettivi sul sistema cardiovascolare. Studi indicano che può contribuire a ridurre i fattori di rischio per le malattie cardiovascolari, come l'ipertensione, i livelli di colesterolo LDL e i trigliceridi, migliorando contemporaneamente i livelli di colesterolo HDL. Questi benefici sono cruciali per la salute a lungo termine del cuore e dei vasi sanguigni.

Oltre ai benefici fisici, il DI sembra offrire vantaggi per la salute cerebrale. La ricerca suggerisce che il digiuno può stimolare il rilascio di fattori neurotrofici, come il fattore neurotrofico derivato dal cervello (BDNF), che supporta la crescita neuronale e la neuroplasticità. Questi effetti possono contribuire a migliorare la funzione cognitiva e a ridurre il rischio di malattie neurodegenerative, come l'Alzheimer e il Parkinson.

Infine, il DI è stato associato a potenziali effetti anti-invecchiamento e di aumento della longevità. Sebbene la maggior parte degli studi sia stata condotta su modelli animali, i risultati indicano che il digiuno può prolungare la durata della vita e migliorare la resistenza allo stress ossidativo e alle infiammazioni, due fattori chiave nell'invecchiamento.

Mentre procediamo al prossimo punto, esploreremo in dettaglio come il digiuno intermittente influisce sul metabolismo e sulle sue implicazioni per la salute e il benessere generale. Questa comprensione scientifica del DI non solo valida le sue radici storiche ma apre anche nuove vie per applicazioni terapeutiche e preventive nella medicina moderna.

Il digiuno intermittente (DI) ha guadagnato riconoscimento non solo come una strategia efficace per la gestione del peso, ma anche come un potente modulatore del metabolismo. L'impatto del DI sul metabolismo è profondo e multifattoriale, influenzando vari aspetti della salute metabolica che vanno dalla regolazione del glucosio nel sangue alla gestione dei lipidi e all'ottimizzazione della risposta ormonale. Esaminare queste implicazioni metaboliche ci fornisce una comprensione più ricca di come il DI possa essere utilizzato per promuovere la salute e prevenire malattie.

## Regolazione del Glucosio e Sensibilità all'Insulina

Uno degli effetti più significativi del DI è la sua capacità di migliorare la sensibilità all'insulina e di regolare i livelli di glucosio nel sangue. Durante i periodi di digiuno, il corpo riduce la sua dipendenza dal glucosio come principale fonte di energia, passando alla lipolisi, il processo di scomposizione dei grassi in acidi grassi e glicerolo per produrre energia. Questo cambiamento metabolico non solo aiuta nella riduzione del peso corporeo ma riduce anche i livelli di insulina nel sangue, migliorando la sensibilità all'insulina. Una maggiore sensibilità all'insulina significa che le cellule del corpo possono utilizzare il glucosio in modo più efficiente, riducendo il rischio di sviluppare diabete di tipo 2.

## Effetti sui Livelli di Ormoni

Il DI influisce anche sulla regolazione di vari ormoni coinvolti nel metabolismo energetico, tra cui l'ormone della crescita umano (HGH), la noradrenalina e il cortisolo. L'incremento dell'HGH, in particolare, favorisce la crescita muscolare e la lipolisi, contribuendo a un miglioramento della composizione corporea. La noradrenalina, rilasciata in risposta al digiuno, aiuta a stimolare la scomposizione dei grassi, mentre i cambiamenti nei livelli di cortisolo possono avere effetti complessi sul metabolismo, che necessitano di un'attenzione bilanciata per evitare effetti negativi sul lungo termine.

## Impatto sul Metabolismo Basale

Contrariamente alla preoccupazione comune che il DI possa rallentare il metabolismo, alcune ricerche indicano che il digiuno intermittente può effettivamente aumentare temporaneamente il tasso metabolico basale, grazie all'aumento dei livelli di noradrenalina. Questo aumento del metabolismo aiuta a bruciare più calorie, anche a riposo, facilitando la perdita di peso e il mantenimento del peso nel tempo.

## Prevenzione delle Malattie Metaboliche

Grazie ai suoi effetti sulla sensibilità all'insulina, regolazione del glucosio, e ottimizzazione della composizione corporea, il DI offre un potenziale protettivo contro le malattie metaboliche. La capacità di migliorare i parametri metabolici riduce il rischio di condizioni come il diabete di tipo 2, l'obesità, l'ipertensione e la sindrome metabolica, contribuendo a una salute generale più robusta e a una riduzione del rischio di malattie croniche.

## Verso una Salute Cardiovascolare Ottimale

Proseguendo al prossimo punto, il legame tra il DI e la salute cardiovascolare diventa ancora più rilevante. La riduzione dei fattori di rischio metabolici attraverso il DI non solo supporta una funzione metabolica ottimale ma promuove anche la salute del cuore. La capacità del DI di abbassare i livelli di colesterolo LDL, aumentare il colesterolo HDL, e ridurre i trigliceridi gioca un ruolo cruciale nel proteggere le arterie e migliorare la salute cardiovascolare nel complesso.

In sintesi, il DI offre un approccio promettente per riattivare e ottimizzare il metabolismo, con benefici che si estendono ben oltre la semplice perdita di peso. Questa comprensione approfondita del suo impatto metabolico fornisce una base solida per esplorare ulteriormente i benefici per la salute offerti dal DI, inclusi quelli legati alla salute cardiovascolare e alla prevenzione delle malattie.

Il digiuno intermittente (DI) non solo esercita un'influenza significativa sul metabolismo e sulla gestione del peso, ma si estende anche a un campo cruciale della salute umana: la longevità e la prevenzione delle malattie. Questo approccio alimentare, caratterizzato da periodi alternati di digiuno e alimentazione, si è dimostrato capace di innescare una serie di risposte biologiche che contribuiscono alla prevenzione di molte malattie croniche, inclusi i disturbi cardiovascolari, neurodegenerativi e metabolici. Esplorando l'impatto del DI sulla longevità e la prevenzione delle malattie, si aprono nuove prospettive per un approccio proattivo alla salute e al benessere.

## Impatto sulla Salute Cardiovascolare

La salute cardiovascolare beneficia in modo significativo del DI attraverso la riduzione dei principali fattori di rischio per le malattie cardiache. La pratica del DI ha dimostrato di abbassare la pressione sanguigna, ridurre i livelli di colesterolo LDL ("cattivo") e trigliceridi, e aumentare il colesterolo HDL ("buono"). Questi cambiamenti contribuiscono a diminuire il rischio di aterosclerosi, infarti e ictus, promuovendo una funzione cardiovascolare ottimale. La modulazione dell'infiammazione sistemica, un fattore chiave nelle patologie cardiache, rappresenta un altro beneficio significativo del DI, offrendo un'ulteriore protezione contro le malattie del cuore.

### Effetti sulla Prevenzione del Cancro

Il potenziale del DI di contribuire alla prevenzione del cancro è oggetto di crescente interesse scientifico. Sebbene la ricerca sia ancora nelle fasi iniziali, alcuni studi suggeriscono che il DI può ridurre il rischio di sviluppare certi tipi di cancro. Questo effetto sembra essere mediato dalla riduzione dell'infiammazione, dalla diminuzione dei livelli di insulina e dalla migliore regolazione degli ormoni, tutti fattori che possono contribuire alla crescita tumorale. Inoltre, il DI stimola l'autofagia, un processo cellulare che rimuove le componenti cellulari danneggiate, contribuendo alla prevenzione delle mutazioni cellulari cancerogene.

### Riduzione del Rischio di Malattie Neurodegenerative

Le ricerche indicano che il DI può avere effetti protettivi anche contro le malattie neurodegenerative, come l'Alzheimer e il Parkinson. Questi benefici derivano dall'abilità del DI di promuovere la salute neuronale attraverso vari meccanismi, inclusa la riduzione dello stress ossidativo e l'incremento del fattore neurotrofico derivato dal cervello (BDNF). Il BDNF supporta la crescita e la sopravvivenza dei neuroni, migliorando la funzione cognitiva e offrendo una protezione contro il declino cerebrale.

### Longevità e Ritardo dell'Invecchiamento

Forse uno degli aspetti più affascinanti del DI è il suo potenziale di influenzare la longevità e ritardare i processi di invecchiamento. Studi su modelli animali hanno mostrato che il DI può estendere la durata della vita e migliorare la salute generale durante l'invecchiamento. Sebbene siano necessarie ulteriori ricerche per confermare questi effetti nell'uomo, si ritiene che il DI possa influenzare positivamente la longevità attraverso la riduzione dell'infiammazione, l'ottimizzazione del metabolismo energetico e la stimolazione dell'autofagia.

### Verso un Approccio Integrato alla Salute

Mentre il DI presenta un potenziale promettente per la prevenzione di una vasta gamma di malattie e il sostegno alla longevità, è importante considerarlo come parte di un approccio olistico alla salute. Integrare il DI con una dieta equilibrata, attività fisica regolare, gestione dello stress e sonno adeguato può massimizzare i suoi benefici e contribuire a una vita lunga e salutare.

Proseguendo, esploreremo come il DI influisce non solo sulla prevenzione delle malattie e sulla longevità, ma anche sulla salute intestinale e sul microbioma, evidenziando l'interconnessione tra diversi aspetti della salute e del benessere.

Il digiuno intermittente (DI) si è rivelato un potente alleato non solo nella gestione del peso e nella prevenzione delle malattie croniche, ma ha mostrato anche effetti significativi sulla salute intestinale e sul microbioma. La salute intestinale, riconosciuta come un pilastro fondamentale del benessere generale, influenza non solo la digestione e l'assorbimento dei nutrienti, ma anche il sistema immunitario, l'umore e il rischio di sviluppare numerose malattie. Attraverso la modulazione dell'ambiente intestinale, il DI offre una strada promettente per il sostegno e il miglioramento della salute intestinale.

## Modulazione del Microbioma Intestinale

Il DI può influenzare la composizione e la funzione del microbioma intestinale, l'insieme di microorganismi che risiedono nel tratto gastrointestinale. Studi hanno dimostrato che il digiuno intermittente può aumentare la diversità microbica, un indicatore chiave della salute intestinale, migliorando la resistenza contro i patogeni e riducendo l'infiammazione. Questi cambiamenti nel microbioma sono stati collegati a benefici metabolici, come la migliore regolazione del glucosio e la riduzione dell'obesità, oltre a miglioramenti nella salute mentale e nella funzione cognitiva.

## Effetti sull'Infiammazione Intestinale

Il DI ha dimostrato di ridurre l'infiammazione intestinale, un fattore contribuente a condizioni come la sindrome dell'intestino irritabile (IBS), la malattia di Crohn e la colite ulcerosa. Il digiuno può ridurre la produzione di composti pro-infiammatori e aumentare la produzione di sostanze che promuovono la salute intestinale, come gli acidi grassi a catena corta, che sono prodotti dalla fermentazione dei fibri da parte del microbioma intestinale. Questi acidi grassi non solo nutrono le cellule del colon, ma hanno anche effetti anti-infiammatori e protettivi a livello sistemico.

## Miglioramento della Barriera Intestinale

La funzione di barriera dell'intestino è essenziale per prevenire l'ingresso di sostanze nocive nel flusso sanguigno e per mantenere l'omeostasi immunitaria. Il DI può rafforzare la barriera intestinale aumentando l'espressione di proteine di giunzione stretta, che regolano la permeabilità intestinale. Questo effetto contribuisce a prevenire la "sindrome dell'intestino permeabile", condizione associata a un'ampia gamma di malattie, inclusi disturbi autoimmuni, infiammazioni e allergie.

## Promozione dell'Autofagia Intestinale

L'autofagia, un processo cellulare di pulizia che rimuove le componenti danneggiate e gli agenti patogeni, è essenziale per mantenere la salute delle cellule e l'integrità dell'organismo. Il DI stimola l'autofagia anche nelle cellule intestinali, contribuendo alla prevenzione delle malattie infiammatorie intestinali e al cancro del colon. Questo processo di "pulizia cellulare" è fondamentale per mantenere un ambiente intestinale sano e per promuovere la longevità.

## Implicazioni per la Salute e il Benessere Generale

La salute intestinale è profondamente connessa al benessere generale, influenzando il sistema immunitario, la salute mentale, la prevenzione delle malattie e persino il controllo del peso. Attraverso il miglioramento della salute intestinale e la modulazione del microbioma, il DI offre un'opportunità unica per influenzare **positivamente questi aspetti della salute in modo olistico.**

Concludendo, il DI emerge non solo come una strategia efficace per la gestione del peso e la prevenzione delle malattie, ma anche come un potente modulatore della salute intestinale. Questa comprensione approfondita della relazione tra il DI, il microbioma e la salute intestinale apre nuove prospettive per l'integrazione di questa pratica nel contesto di un approccio olistico al benessere. Mentre ci prepariamo a esplorare il prossimo capitolo, ci concentreremo su come pianificare un percorso personalizzato di DI, tenendo conto delle scoperte scientifiche e delle implicazioni pratiche per ottimizzare la salute e il benessere.

# CAPITOLO 3 : PIANIFICARE IL TUO PERCORSO DI DIGIUNO INTERMITTENTE.

Scegliere il metodo di digiuno intermittente (DI) più adatto alle proprie esigenze personali, stile di vita e obiettivi di salute è il primo passo cruciale per intraprendere un percorso di successo verso il benessere. Con varie forme DI disponibili, comprendere le caratteristiche, i benefici e le potenziali sfide di ciascuna opzione può aiutare a personalizzare l'approccio, rendendolo più sostenibile e efficace nel lungo termine.

## Metodi Principali di Digiuno Intermittente

**Il Metodo 16/8**: Questo approccio prevede un periodo di digiuno di 16 ore, inclusa la durata del sonno, seguito da una finestra di alimentazione di 8 ore. È tra i metodi più popolari per la sua praticità e facilità di adesione. È particolarmente adatto per coloro che cercano di migliorare la composizione corporea e la sensibilità all'insulina senza modifiche drastiche alla dieta.

## Il Digiuno di 24 ore (Eat-Stop-Eat):

Questa forma prevede un digiuno completo per 24 ore, una o due volte alla settimana. Sebbene possa offrire benefici significativi in termini di riduzione calorica e rinnovamento cellulare, richiede una maggiore forza di volontà e può essere più impegnativo da mantenere a lungo termine.

### Il Metodo 5:2:

Con il 5:2, si consumano normalmente calorie per 5 giorni a settimana, limitando l'apporto calorico a circa 500-600 calorie per i restanti 2 giorni. Questo metodo è utile per chi preferisce limitazioni caloriche meno frequenti ma più strutturate, promuovendo la perdita di peso e miglioramenti metabolici.

### Digiuno a Giorni Alterni:

Alternare giorni di alimentazione libera con giorni di digiuno o di severa restrizione calorica può offrire benefici di perdita di peso e miglioramento della salute. Questo metodo richiede una buona pianificazione e può essere adatto a coloro che cercano risultati significativi e sono capaci di gestire alti livelli di variabilità nella loro dieta.

### Scegliere il Metodo Adatto

La scelta del metodo di DI più adatto dipende da vari fattori, inclusi gli obiettivi personali, la routine quotidiana, la tolleranza al digiuno e le esigenze nutrizionali. Per esempio, individui che mirano alla perdita di peso potrebbero trovare il metodo 16/8 particolarmente gestibile e meno invasivo nella vita quotidiana. Coloro che cercano benefici più profondi in termini di autophagia e rinnovamento cellulare potrebbero esplorare il digiuno di 24 ore o il digiuno a giorni alterni.

### Aspetti da Considerare

Prima di scegliere un metodo di DI, è importante valutare il proprio stile di vita e impegno. Ad esempio, chi ha un lavoro fisicamente impegnativo o segue un intenso programma di allenamento potrebbe necessitare di un approccio più moderato, come il 16/8, per garantire un'adeguata energia e nutrizione. Inoltre, è cruciale ascoltare il proprio corpo e adeguare il metodo scelto in base alle risposte fisiche e al benessere generale.

### Integrare il DI nella Vita Quotidiana

Una volta scelto il metodo di DI, il passo successivo è integrarlo nella propria routine in modo che complementi, piuttosto che complichi, la vita quotidiana. Ciò include pianificare i pasti intorno alla finestra di alimentazione, preparare in anticipo per i periodi di digiuno e imparare a riconoscere e rispettare i segnali di fame e sazietà del proprio corpo.

Procedendo, il successo nel DI deriva non solo dalla scelta del metodo ma anche dalla creazione di un piano di digiuno personalizzato che consideri dettagliatamente le esigenze individuali, le preferenze alimentari e gli obiettivi di salute. Nel prossimo punto, esploreremo come sviluppare un tale piano, garantendo che il DI si adatti.

Dopo aver selezionato il metodo di digiuno intermittente (DI) più adatto, il passo successivo è creare un piano di digiuno personalizzato che si allinei agli obiettivi di salute e benessere, tenendo conto delle esigenze nutrizionali, delle preferenze personali e della routine quotidiana. Questo processo di personalizzazione è fondamentale per garantire che il DI sia non solo efficace ma anche sostenibile e gratificante nel lungo termine.

## Definizione degli Obiettivi di Salute

Prima di tutto, è importante stabilire obiettivi chiari e realistici. Che si tratti di perdere peso, migliorare la salute metabolica, aumentare l'energia o promuovere la longevità, definire questi obiettivi iniziali guiderà la strutturazione del piano di digiuno. È utile fissare obiettivi SMART (Specifici, Misurabili, Raggiungibili, Rilevanti, Temporali) per mantenere la focalizzazione e monitorare i progressi nel tempo.

## Pianificazione della Finestra di Alimentazione

Una volta stabiliti gli obiettivi, il passo successivo è pianificare le finestre di alimentazione in modo che si integrino armoniosamente nella routine quotidiana. Per esempio, se si sceglie il metodo 16/8, determinare l'orario più conveniente per iniziare e terminare il periodo di alimentazione è cruciale. Alcuni potrebbero preferire saltare la colazione e mangiare dalle 12:00 alle 20:00, mentre altri potrebbero trovare più gestibile consumare la prima colazione e terminare di mangiare nel tardo pomeriggio.

## Bilanciamento Nutrizionale

Un aspetto essenziale di un piano di digiuno personalizzato è garantire un'adeguata assunzione di nutrienti durante la finestra di alimentazione. Ciò comporta la selezione di alimenti che forniscono un equilibrio di macro e micronutrienti, inclusi carboidrati complessi, proteine di alta qualità, grassi salutari, fibre, vitamine e minerali. Concentrarsi su alimenti integrali, come verdure, frutta, cereali integrali, legumi, noci, semi e fonti di proteine magre, può ottimizzare sia la sazietà sia l'apporto nutrizionale.

## Adattabilità e Flessibilità

Il successo a lungo termine con il DI richiede adattabilità e flessibilità. Il piano di digiuno deve essere abbastanza flessibile da adattarsi a eventi sociali, vacanze e cambiamenti imprevisti nella routine senza causare stress o sensi di colpa. Prevedere momenti in cui è accettabile deviare temporaneamente dal piano può contribuire a mantenere un approccio equilibrato e realistico al DI.

## Monitoraggio e Modifica

Infine, monitorare i propri progressi e ascoltare le risposte del corpo è fondamentale. Registrare come ci si sente, i cambiamenti nel peso o nella composizione corporea, i livelli di energia e altri indicatori di salute può aiutare a valutare l'efficacia del piano di digiuno. Sulla base di queste osservazioni, può essere necessario apportare modifiche al metodo di digiuno, agli orari delle finestre di alimentazione o alla composizione dei pasti per meglio allinearsi agli obiettivi di salute e benessere.

Procedendo, esploreremo come utilizzare strumenti e applicazioni per tracciare i progressi e mantenere la motivazione, integrando efficacemente il digiuno intermittente nella vita quotidiana. Questa fase di monitoraggio e adattamento continua a sottolineare l'importanza di un approccio personalizzato al DI, garantendo che si adatti alle mutevoli esigenze e preferenze individuali.

L'integrazione di strumenti e applicazioni per tracciare i progressi rappresenta una componente chiave nella personalizzazione e nel successo di un piano di digiuno intermittente (DI). In un'era tecnologica avanzata, numerosi dispositivi e app possono aiutare gli individui a monitorare la loro alimentazione, l'attività fisica, il peso e altri indicatori di salute. Questi strumenti non solo forniscono feedback immediato e dati utili per valutare l'efficacia del piano di digiuno, ma possono anche aumentare la motivazione e l'impegno a lungo termine.

## Utilizzo di App per il Tracciamento dell'Alimentazione

Le app per il tracciamento dell'alimentazione consentono agli utenti di registrare i pasti consumati durante la finestra di alimentazione, offrendo preziose informazioni sulle abitudini alimentari, il conteggio delle calorie, e l'equilibrio nutrizionale. Queste app possono aiutare a garantire che si consumi una dieta equilibrata e nutriente, evidenziando eventuali carenze di nutrienti o eccessi calorici. Molte app includono anche database alimentari estesi, rendendo facile per gli utenti trovare e registrare specifici alimenti e porzioni.

## Monitoraggio dell'Attività Fisica

Le app e i dispositivi wearable per il tracciamento dell'attività fisica giocano un ruolo fondamentale nel complementare la pratica del DI, consentendo agli utenti di monitorare i livelli di esercizio, il numero di passi, le calorie bruciate e persino la qualità del sonno. Mantenere un adeguato livello di attività fisica è cruciale per massimizzare i benefici del DI, inclusa la perdita di peso e il miglioramento della composizione corporea. Questi strumenti possono anche aiutare a stabilire e mantenere routine di esercizio regolari, contribuendo a una salute ottimale e al benessere generale.

## Registrazione del Peso e Altri Indicatori di Salute

Il monitoraggio del peso e di altri indicatori di salute, come la circonferenza della vita o il livello di glucosio nel sangue, è vitale per valutare i progressi verso gli obiettivi di salute specifici. Molte app e dispositivi offrono la possibilità di registrare queste misurazioni nel tempo, fornendo grafici e analisi trend che possono rivelare progressi significativi o aree che necessitano di maggiore attenzione. Questo tipo di feedback visivo può essere estremamente motivante e incoraggiare l'aderenza al DI e agli obiettivi di stile di vita a lungo termine.

## Scegliere gli Strumenti Giusti

Nella selezione degli strumenti e delle app per il tracciamento, è importante considerare l'usabilità, le caratteristiche specifiche desiderate e la compatibilità con altri dispositivi o app già in uso. Alcune app sono specificamente progettate per il DI, offrendo funzionalità come promemoria per iniziare o terminare i periodi di digiuno, consigli per il digiuno e ricette compatibili con il DI.

## Integrazione nel Piano di Digiuno Personalizzato

Integrare l'uso di questi strumenti nel piano di DI richiede una pianificazione e una riflessione attenta. Stabilire routine quotidiane per il tracciamento dell'alimentazione e dell'attività fisica, oltre a momenti regolari per la revisione dei progressi, può rendere il monitoraggio una parte naturale e gestibile della routine quotidiana. Inoltre, analizzare periodicamente i dati raccolti può fornire insight preziosi per l'ottimizzazione continua del piano di DI.

Proseguendo, esploreremo come integrare l'esercizio fisico nel programma di DI, tenendo conto dell'importanza del bilanciamento tra digiuno, alimentazione e attività fisica per ottenere i migliori risultati in termini di salute e benessere. Questa fase sottolinea l'importanza di un approccio olistico al DI, dove il monitoraggio e l'auto-riflessione giocano un ruolo cruciale nel successo a lungo termine.

Integrare l'esercizio fisico nel programma di digiuno intermittente (DI) è un aspetto fondamentale per massimizzare i benefici complessivi sulla salute, migliorare la composizione corporea e potenziare l'efficacia del digiuno stesso. L'attività fisica, quando sincronizzata strategicamente con le finestre di alimentazione e digiuno, può ottimizzare i risultati del DI, stimolando la perdita di grasso, preservando la massa muscolare e migliorando vari parametri metabolici. Esaminiamo come integrare efficacemente l'esercizio fisico nel DI e quali considerazioni tenere a mente.

## Sincronizzazione dell'Esercizio con il Digiuno

La tempistica dell'esercizio fisico durante il DI può influenzare sia la performance che i risultati. Allenarsi verso la fine del periodo di digiuno può massimizzare la lipolisi (la scomposizione dei grassi) poiché i livelli di glicogeno sono bassi e il corpo è più incline a utilizzare i grassi come fonte di energia. Tuttavia, è essenziale ascoltare il proprio corpo e adattare la tempistica in base alla propria energia e tolleranza al digiuno.

## Tipi di Esercizio Consigliati

Allenamento della forza: Essenziale per preservare la massa muscolare durante il DI, l'allenamento della forza può essere particolarmente efficace quando effettuato verso la fine del periodo di digiuno, seguito da un pasto nutriente per supportare la riparazione e la crescita muscolare.

Cardio a bassa intensità: Esercizi come camminare, andare in bicicletta o nuotare a bassa intensità possono essere eseguiti durante il digiuno senza eccessivo stress per il corpo, promuovendo l'uso dei grassi come fonte di energia.

**HIIT e cardio ad alta intensità:** Questi possono essere più impegnativi durante il digiuno, quindi potrebbe essere preferibile programmarli durante le finestre di alimentazione o subito dopo, per sfruttare i livelli elevati di energia e garantire un adeguato recupero.

## Considerazioni Nutrizionali

La nutrizione gioca un ruolo cruciale nel supportare l'esercizio fisico all'interno di un programma di DI. Assicurarsi di consumare pasti bilanciati ricchi di proteine, carboidrati complessi e grassi salutari nelle finestre di alimentazione aiuta a ottimizzare il recupero, sostenere le prestazioni durante l'esercizio e massimizzare la sintesi proteica muscolare. L'idratazione è altrettanto cruciale, specialmente durante i periodi di digiuno, per mantenere il corpo ben idratato e funzionante al meglio.

### Ascoltare il Proprio Corpo

La variabilità individuale gioca un ruolo significativo nella risposta all'esercizio fisico durante il DI. Alcuni possono trovare un miglioramento nelle prestazioni e nell'energia, mentre altri potrebbero avere bisogno di tempo per adattarsi. È fondamentale ascoltare il proprio corpo, regolando l'intensità e la durata dell'esercizio in base a come ci si sente. Se necessario, consultare un professionista della salute o un allenatore personale per personalizzare ulteriormente l'approccio all'esercizio nel contesto del DI.

### Monitoraggio e Adattamento

Registrare i progressi, le sensazioni e le prestazioni nell'esercizio fisico può fornire insight preziosi per l'ottimizzazione continua del piano di DI. Questo monitoraggio consente di adattare l'approccio all'esercizio in base ai risultati e al benessere complessivo, garantendo che l'integrazione dell'attività fisica nel DI rimanga vantaggiosa e sostenibile.

Proseguendo, la gestione della fame e delle voglie diventa un tema importante. Essere attivi fisicamente può influenzare l'appetito, quindi nel prossimo punto esploreremo strategie per bilanciare efficacemente la fame, mantenendo allo stesso tempo uno stile di vita attivo e aderendo ai principi del digiuno intermittente.

La gestione della fame e delle voglie è un aspetto fondamentale del successo a lungo termine con il digiuno intermittente (DI). Poiché il DI alterna periodi di alimentazione a periodi di digiuno, comprendere come controllare efficacemente la fame può migliorare l'adesione al piano di digiuno e aumentare il benessere generale. Questa sezione esplora strategie pratiche per affrontare la fame e le voglie, mantenendo uno stile di vita sano e attivo.

## Riconoscere i Segnali di Fame Reale vs. Fame Emotiva

Distinguere tra la fame fisica reale e la fame emotiva o la voglia di mangiare per abitudine è il primo passo. La fame fisica si manifesta gradualmente e può essere soddisfatta con vari alimenti, mentre la fame emotiva o le voglie tendono a insorgere all'improvviso e desiderano specifici cibi, spesso zuccherati o grassi. Prendere consapevolezza di questi segnali aiuta a prendere decisioni più consapevoli riguardo all'alimentazione.

## Strategie per Gestire la Fame

**Idratazione:** Spesso, i segnali di fame possono essere confusi con la disidratazione. Bere acqua regolarmente, soprattutto prima dei pasti, può aiutare a ridurre la fame e aumentare la sensazione di sazietà.

Alimenti ad Alto Contenuto di Fibre: Integrare la dieta con alimenti ricchi di fibre, come verdure, legumi e cereali integrali, può promuovere una maggiore sazietà e ridurre la fame. Le fibre rallentano la digestione e stabilizzano i livelli di zucchero nel sangue, aiutando a controllare l'appetito.

**Proteine di Qualità:** Le proteine hanno un alto potere saziante e possono aiutare a ridurre le voglie. Includere una buona fonte di proteine in ogni pasto può aiutare a mantenere la sazietà per periodi più lunghi.

**Pianificazione dei Pasti:** Avere un piano per i pasti e gli snack può prevenire decisioni impulsive alimentate dalla fame. Preparare pasti e snack nutrienti e bilanciati in anticipo può aiutare a gestire la fame durante le finestre di alimentazione e digiuno.

**Mindful Eating:** Praticare l'alimentazione consapevole, concentrandosi sul cibo e sul processo di mangiare, può migliorare la soddisfazione del pasto e aiutare a riconoscere i segnali di sazietà del corpo, prevenendo così l'eccesso alimentare.

## Gestione delle Voglie

**Distrazione:** Trovare attività che distraggano o impegnino può ridurre l'intensità delle voglie. Leggere, fare una passeggiata o dedicarsi a un hobby possono deviare l'attenzione dal desiderio di mangiare.

**Ritardare:** Posticipare l'indulgenza alle voglie di 10-15 minuti può spesso ridurne l'intensità. Questo ritardo può aiutare a valutare se la voglia è motivata da fame reale o da fattori emotivi.

**Porzioni Controllate:** Se decidere di cedere a una voglia, farlo in modo controllato può prevenire l'eccesso alimentare. Concedersi un piccolo pezzo del cibo desiderato può soddisfare la voglia senza compromettere gli obiettivi di salute.

Incorporare queste strategie nel contesto del DI e dello stile di vita attivo può migliorare significativamente l'esperienza di digiuno, rendendola più gestibile e piacevole. Mantenere la focalizzazione sugli obiettivi di salute a lungo termine e sul benessere complessivo può fornire la motivazione necessaria per superare sfide temporanee come la fame e le voglie.

Proseguendo, esploreremo l'importanza di un'alimentazione equilibrata e nutriente durante le finestre di alimentazione, per assicurare che il corpo riceva tutti i nutrienti essenziali per sostenere un DI efficace e uno stile di vita attivo.

Affrontare efficacemente la fame e le voglie è una componente cruciale per chiunque pratichi il digiuno intermittente (DI), specialmente quando si mira a un'ottimizzazione della salute e del benessere complessivo. La gestione di questi aspetti non solo facilita l'adesione al regime di digiuno ma contribuisce anche a instaurare un rapporto più sano con il cibo, fondamentale per raggiungere e mantenere gli obiettivi di salute a lungo termine.

## Identificare le Cause della Fame e delle Voglie

Per gestire efficacemente la fame e le voglie durante il DI, è essenziale riconoscere le loro cause. La fame può derivare da bisogni fisiologici reali, routine alimentari, reazioni emotive o abitudini consolidate. Le voglie, d'altra parte, spesso non indicano una vera necessità nutrizionale, ma piuttosto desideri psicologici o risposte condizionate a stimoli emotivi o ambientali. Distinguere tra queste cause aiuta a sviluppare strategie mirate per affrontarle.

## Strategie Nutrizionali per la Gestione della Fame

**Alimenti Ricchi di Fibre:** Includere nella dieta alimenti ad alto contenuto di fibre, come verdure, frutta, legumi e cereali integrali, può aiutare a prolungare la sensazione di sazietà e controllare l'appetito, grazie alla loro lenta digestione e al loro impatto positivo sulla salute intestinale.

**Proteine di Qualità:** Consumare proteine magre o vegetali in ogni pasto contribuisce a stabilizzare i livelli di zucchero nel sangue e a mantenere una sensazione di pienezza prolungata, aiutando a ridurre la frequenza e l'intensità delle voglie.

**Idratazione Adeguata:** Bere sufficiente acqua è fondamentale, poiché la disidratazione può essere spesso confusa con la fame. L'idratazione contribuisce anche al benessere generale e può aiutare a limitare l'assunzione calorica eccessiva.

## Affrontare le Voglie in Modo Effettivo

**Sostituzione Consapevole:** Quando si presentano voglie specifiche, cercare sostituti salutari che possano soddisfarle senza compromettere gli obiettivi nutrizionali. Ad esempio, optare per frutta fresca o yogurt greco anziché dolci elaborati può placare la voglia di zucchero con opzioni più nutrienti.

**Mangiare Consapevolmente:** Praticare l'alimentazione consapevole, concentrandosi pienamente sull'esperienza del mangiare, può aiutare a distinguere tra fame reale e voglie, aumentando la soddisfazione derivata dai pasti e riducendo la probabilità di eccessi alimentari.

Implementare Routine Sostenibili

**Pianificazione dei Pasti e degli Snack:** Organizzare pasti e snack bilanciati in anticipo può prevenire decisioni impulsive alimentate dalla fame o dalle voglie. Preparare cibi salutari e facilmente accessibili assicura che si hanno opzioni nutrienti a disposizione quando necessario.

**Equilibrio nel Digiuno e nell'Alimentazione:** Adattare la finestra di digiuno e alimentazione alle proprie esigenze fisiche e al proprio stile di vita può migliorare la gestione della fame. Se un particolare schema di DI risulta troppo sfidante, può essere utile esplorare altri approcci che si adattino meglio.

Integrando queste strategie nel regime di DI, è possibile non solo gestire efficacemente la fame e le voglie ma anche promuovere abitudini alimentari salutari che sostengono gli obiettivi di salute e benessere a lungo termine. Man mano che si procede nel percorso del DI, diventa fondamentale riconoscere e adattare queste pratiche alle proprie esigenze in evoluzione, mantenendo sempre al centro la nutrizione equilibrata e l'ascolto del proprio corpo.

Proseguendo, il libro esplorerà come una nutrizione ottimale durante le finestre di alimentazione possa non solo sostenere gli obiettivi di DI, ma anche migliorare la salute generale, la vitalità e il benessere, garantendo che ogni pasto contribuisca positivamente al viaggio verso una vita di benessere.

Nell'ambito del digiuno intermittente (DI), la qualità e la composizione dei pasti consumati durante le finestre di alimentazione assumono un'importanza cruciale. Questo non solo aiuta a mantenere il corpo nutrito e energeticamente supportato durante i periodi di digiuno, ma può anche ottimizzare i benefici per la salute associati al DI, tra cui la perdita di peso, il miglioramento della sensibilità all'insulina e la promozione della longevità. Concentrarsi su ciò che si mangia, tanto quanto su quando si mangia, può trasformare il DI da una semplice strategia di restrizione calorica a un potente strumento di benessere olistico.

## Principi di un'Alimentazione Ottimale nel DI

**Bilanciamento Nutrizionale:** Ogni pasto dovrebbe essere bilanciato per includere proteine di alta qualità, grassi salutari e carboidrati complessi. Questo approccio assicura che il corpo riceva un ampio spettro di nutrienti essenziali, aiutando a sostenere i processi fisiologici vitali, dalla riparazione cellulare alla produzione di energia.

**Proteine:** Fondamentali per la riparazione e la costruzione dei tessuti, le proteine dovrebbero provenire da fonti varie, incluse carni magre, pesce, legumi e prodotti lattiero-caseari a basso contenuto di grassi.

**Grassi Salutari:** Gli acidi grassi monoinsaturi e polinsaturi, trovati nell'olio d'oliva, nei frutti di mare, nelle noci e nei semi, contribuiscono alla salute cardiovascolare e cerebrale e possono aiutare a regolare i livelli di colesterolo.

**Carboidrati Complessi:** Ricchi di fibre, i carboidrati complessi come verdure, frutta e cereali integrali promuovono la sazietà, supportano la salute intestinale e forniscono energia duratura.

**Densità Nutrizionale:** Prioritizzare alimenti ricchi di nutrienti rispetto a quelli ad alta densità calorica ma poveri di vitamine e minerali. Alimenti come verdure a foglia verde, frutti di bosco, semi e noci forniscono antiossidanti, vitamine e minerali che supportano la funzione immunitaria, riducono l'infiammazione e proteggono contro le malattie croniche.

**Idratazione:** Mantenere una corretta idratazione è vitale, specialmente durante il DI. Bere abbondante acqua, tè non zuccherati e brodi può aiutare a mitigare la fame durante i periodi di digiuno e sostenere la funzione renale e la digestione.

**Limitare Alimenti Ultra-Processati:** Alimenti ad alto contenuto di zuccheri aggiunti, grassi trans e additivi artificiali possono compromettere gli obiettivi di salute del DI. Scegliere alimenti il più possibile in forma integrale o minimamente processata aiuta a evitare picchi di zucchero nel sangue e promuove una salute ottimale.

## Implementazione Pratica

Per integrare questi principi in un piano di DI efficace, è utile pianificare i pasti e gli snack in anticipo, assicurandosi che ogni pasto sia bilanciato e nutriente. Sperimentare con ricette che incorporano una varietà di ingredienti salutari può rendere l'alimentazione durante il DI sia piacevole che nutrizionalmente completa. Inoltre, ascoltare il proprio corpo e adeguare le porzioni in base ai livelli di attività e alle sensazioni di fame e sazietà può aiutare a mantenere un equilibrio energetico ottimale.

Adottando un approccio consapevole e intenzionale all'alimentazione durante le finestre di alimentazione del DI, è possibile massimizzare i benefici per la salute e sostenere uno stile di vita attivo e soddisfacente. Proseguendo, esploreremo specifici alimenti e strategie di pianificazione dei pasti che possono arricchire ulteriormente l'esperienza del digiuno intermittente, garantendo che ogni pasto contribuisca positivamente al benessere generale e agli obiettivi di salute a lungo termine.

L'importanza dell'equilibrio nutrizionale durante le finestre di alimentazione nel digiuno intermittente (DI) non può essere sottolineata abbastanza. Mentre il DI offre un quadro flessibile per migliorare la salute e il benessere, l'attenzione alla qualità e alla varietà degli alimenti consumati è fondamentale per ottenere il massimo dai benefici promessi dal DI. Questa sezione delibera su come mantenere un'alimentazione equilibrata che supporti sia gli obiettivi di perdita di peso sia una salute ottimale.

## Fondamenti di un'Alimentazione Equilibrata

Un'alimentazione equilibrata durante il DI dovrebbe mirare a fornire un'ampia varietà di nutrienti essenziali che il corpo necessita per funzionare al meglio. Questo include un mix sano di macro e micronutrienti derivati da una vasta gamma di alimenti.

**Proteine:** Sono essenziali per la costruzione e la riparazione dei tessuti, la produzione di ormoni e enzimi, e fungono da fonte di energia quando i carboidrati sono scarsi. Fonti di proteine di alta qualità includono carne magra, pesce, uova, latticini, legumi e frutti di mare.

**Grassi:** I grassi salutari, in particolare quelli monoinsaturi e polinsaturi trovati nell'olio d'oliva, nei frutti di mare, nelle noci e nei semi, sono cruciali per l'assorbimento delle vitamine liposolubili e la salute cellulare. I grassi omega-3, in particolare, sono noti per i loro effetti benefici sulla salute del cuore e del cervello.

**Carboidrati:** I carboidrati complessi, ricchi di fibre, come quelli trovati nei cereali integrali, nella frutta e nella verdura, dovrebbero essere privilegiati rispetto ai carboidrati semplici e raffinati. Forniscono energia sostenuta e aiutano a mantenere stabili i livelli di zucchero nel sangue.

**Vitamine e Minerali:** Un'ampia varietà di frutta e verdura, oltre a cereali integrali, frutti di mare e carni magre, possono fornire le vitamine e i minerali essenziali necessari per le funzioni corporee vitali, inclusi il sistema immunitario, la riparazione cellulare e la salute ossea.

Strategie per un'Alimentazione Equilibrata

**Pianificazione dei Pasti:** Dedicare del tempo alla pianificazione dei pasti può garantire che si includano tutti i gruppi alimentari necessari per una dieta equilibrata. Preparare in anticipo può anche aiutare a resistere alla tentazione di cibi meno salutari quando si è affamati.

**Varietà Alimentare:** Includere una vasta gamma di alimenti nei pasti non solo previene la noia alimentare, ma assicura anche che si riceva un ampio spettro di nutrienti. Esperimentare con ricette diverse e provare nuovi alimenti può rendere più piacevole il mantenimento di una dieta equilibrata.

**Ascolto del Corpo:** Prestare attenzione ai segnali di fame e sazietà del proprio corpo può aiutare a regolare le dimensioni delle porzioni e a evitare sia l'overeating sia il sottostante nutrizionale. Mangiare lentamente e senza distrazioni può migliorare la consapevolezza dei segnali di sazietà.

**Integrazione se Necessario:** In alcuni casi, potrebbe essere necessario integrare la dieta con specifici nutrienti, soprattutto se si seguono diete restrittive o si hanno esigenze nutrizionali particolari. Consultare un professionista della nutrizione può aiutare a identificare eventuali lacune nella dieta e suggerire integratori appropriati.

Un approccio equilibrato all'alimentazione durante il DI non solo supporta gli obiettivi di perdita di peso e salute, ma contribuisce anche a una maggiore energia, a una migliore salute mentale e a una riduzione del rischio di malattie croniche. La chiave sta nel fare scelte alimentari consapevoli che nutrono il corpo in modo olistico, garantendo che ogni pasto sia un'opportunità per promuovere il benessere generale.

Proseguendo, esamineremo come evitare alimenti e abitudini che possono compromettere gli sforzi del digiuno intermittente, concentrandoci su strategie pratiche per mantenere scelte alimentari sane e sostenibili nel tempo.

Evitare cibi e comportamenti che compromettono l'efficacia del digiuno intermittente (DI) è tanto importante quanto scegliere gli alimenti giusti durante le finestre di alimentazione. Alcuni alimenti e abitudini possono non solo ostacolare la perdita di peso e i progressi verso gli obiettivi di salute, ma possono anche avere effetti negativi sulla salute generale. Riconoscere e modificare questi comportamenti può migliorare significativamente i risultati ottenuti con il DI e promuovere una salute ottimale.

## Alimenti da Evitare

Zuccheri Aggiunti e Dolcificanti Artificiali: Alimenti ricchi di zuccheri aggiunti possono provocare picchi di zucchero nel sangue e contribuire all'insulino-resistenza, contrastando gli obiettivi del DI. Dolcificanti artificiali, sebbene non calorici, possono influenzare negativamente il microbioma intestinale e potrebbero incoraggiare una preferenza per i sapori dolci.

**Cibi Ultra-Processati:** Spesso ricchi di zuccheri, grassi saturi e additivi, questi alimenti offrono poco valore nutrizionale e possono aumentare il rischio di malattie croniche. Inoltre, tendono a essere ipercalorici e possono compromettere gli sforzi di perdita di peso.

Grassi Trans e Grassi Saturi in Eccesso: Presenti in molti cibi processati, fast food e snack confezionati, i grassi trans sono associati a un aumento del rischio di malattie cardiovascolari. Anche un elevato consumo di grassi saturi, particolarmente da fonti di cattiva qualità, dovrebbe essere limitato.

Alcool: L'alcool fornisce calorie vuote e può influenzare negativamente il metabolismo, oltre a ridurre la capacità di fare scelte alimentari salutari.

Comportamenti da Modificare

**Mangiare in Modo Compulsivo:** Consumare cibo in modo compulsivo durante le finestre di alimentazione, specialmente se scatenato da emozioni piuttosto che dalla fame, può limitare i benefici del DI. Praticare l'alimentazione consapevole e ascoltare i segnali di fame e sazietà del corpo può aiutare.

Saltare i Pasti Durante le Finestre di Alimentazione: Anche se si pratica il DI, è importante non saltare i pasti durante le finestre di alimentazione. Saltare i pasti può portare a una nutrizione inadeguata e potenzialmente incoraggiare l'overeating quando si mangia.

Dipendenza da Cibi "Dietetici" o Sostitutivi del Pasto: Mentre possono sembrare convenienti, questi prodotti spesso non forniscono un'adeguata nutrizione complessiva e possono lasciare insoddisfatti, portando a voglie e mangiare eccessivo più tardi.

Strategie per Evitare Cibi e Comportamenti Nocivi

Pianificazione dei Pasti e Preparazione: Avere un piano per i pasti salutari e preparare cibo in anticipo può ridurre la tentazione di ricorrere a cibi poco salutari.

**Fare Scelte Consapevoli:** Essere informati sui cibi che si consumano e fare scelte basate sulla nutrizione piuttosto che sull'impulso del momento può promuovere un'alimentazione più salutare.

**Cercare Supporto:** In alcuni casi, i comportamenti alimentari nocivi possono essere radicati e difficili da affrontare da soli. Cercare il supporto di professionisti della salute, come dietisti o psicologi, può essere utile.

Incorporando queste strategie e facendo scelte alimentari consapevoli, è possibile evitare cibi e comportamenti che compromettono gli sforzi del DI, migliorando così la salute generale e il benessere. Proseguendo, esploreremo la pianificazione dei pasti e la preparazione come mezzi per mantenere un'alimentazione sana e bilanciata, facilitando il successo a lungo termine con il digiuno intermittente.

La pianificazione dei pasti e la preparazione sono componenti essenziali di un regime di digiuno intermittente (DI) efficace e sostenibile. Questi processi non solo assicurano che le scelte alimentari durante le finestre di alimentazione siano nutrienti e bilanciate, ma aiutano anche a mantenere l'aderenza al DI, riducendo la tentazione di optare per cibi poco salutari o di mangiare in modo impulsivo. Implementare una strategia solida di pianificazione e preparazione dei pasti può trasformare la sfida di mangiare sano in un'abitudine quotidiana gestibile e piacevole.

## Vantaggi della Pianificazione dei Pasti

**Consistenza e Adesione:** La pianificazione dei pasti garantisce che ci sia sempre un piano nutrizionale da seguire, il che aiuta a rimanere fedeli al regime di DI e agli obiettivi di salute. Sapere in anticipo cosa si mangerà riduce la probabilità di scelte alimentari last-minute meno salutari.

**Equilibrio Nutrizionale:** Programmare i pasti permette di bilanciare intenzionalmente i macro e micronutrienti, assicurando che il corpo riceva tutto ciò di cui ha bisogno per funzionare al meglio. Questo include un adeguato apporto di proteine, grassi salutari, carboidrati complessi, vitamine e minerali.

**Risparmio di Tempo e Denaro:** Avere un piano evita acquisti impulsivi e sprechi di cibo, poiché si acquistano solo gli ingredienti necessari per i pasti pianificati. La preparazione dei pasti in anticipo può anche risparmiare tempo durante la settimana, riducendo la necessità di cucinare ogni giorno.

## Strategie per la Pianificazione e Preparazione dei Pasti

**Iniziare con una Lista:** Prima di andare a fare la spesa, creare una lista basata sui pasti che si prevede di consumare durante la settimana. Questo aiuta a rimanere focalizzati sugli acquisti necessari e a evitare distrazioni da cibi meno salutari.

**Cucinare in Lotti:** Preparare grandi quantità di cibi base, come cereali integrali, proteine e verdure, all'inizio della settimana. Questi possono poi essere utilizzati in vari modi per creare pasti rapidi e salutari durante le giornate più impegnative.

**Sfruttare il Congelatore:** Congelare porzioni di pasti cucinati è un ottimo modo per assicurarsi di avere sempre a disposizione opzioni salutari, anche quando non si ha tempo o voglia di cucinare.

**Varietà e Flessibilità:** Pur seguendo un piano, è importante lasciare spazio alla varietà e alla spontaneità. Incorporare una gamma di verdure, frutti, proteine e grassi nelle ricette previste per mantenere l'interesse e garantire un'ampia assunzione di nutrienti.

**Utilizzare Contenitori per i Pasti:** Investire in una serie di contenitori per alimenti può semplificare la conservazione dei pasti preparati e facilitare il controllo delle porzioni, due aspetti chiave per il successo del DI.

## Sostenibilità a Lungo Termine

Adottare la pianificazione e la preparazione dei pasti come parte integrante dello stile di vita può rendere il DI non solo più efficace ma anche più piacevole. La chiave sta nell'essere organizzati, ma anche flessibili, adattando il piano alimentare alle proprie esigenze e preferenze in continua evoluzione. Con il tempo, queste pratiche possono diventare abitudini salutari sostenibili, supportando non solo gli obiettivi di DI, ma anche promuovendo un benessere complessivo.

Proseguendo, esploreremo come integrare gli integratori e il DI in modo sicuro ed efficace, tenendo conto delle esigenze nutrizionali individuali e come gli integratori possono supportare o potenziare gli obiettivi di salute nel contesto del digiuno intermittente.

L'integrazione di supplementi nella pratica del digiuno intermittente (DI) può essere un argomento delicato, dato che l'obiettivo principale di questa strategia alimentare è migliorare la salute e il benessere attraverso modi naturali, principalmente regolando i tempi di alimentazione e digiuno. Tuttavia, in alcuni casi, gli integratori possono svolgere un ruolo supportivo, aiutando a colmare eventuali lacune nutrizionali, migliorando i risultati del digiuno e sostenendo la salute generale. La chiave sta nel scegliere integratori basati sulla scienza e nella giusta misura, per complementare e non sostituire una dieta equilibrata.

## Valutazione delle Necessità Nutrizionali

Prima di considerare qualsiasi supplemento, è fondamentale valutare le proprie necessità nutrizionali individuali, che possono variare in base a età, sesso, stato di salute, livello di attività fisica e obiettivi specifici di DI. Una valutazione nutrizionale completa, possibilmente con l'aiuto di un professionista della nutrizione, può identificare carenze nutrizionali che potrebbero essere mitigate attraverso l'integrazione.

## Integratori Comunemente Considerati nel DI

**Vitamine e Minerali:** Per coloro che possono avere difficoltà a ottenere tutti i nutrienti essenziali dalle loro finestre di alimentazione, un multivitaminico di alta qualità può fornire un buon supporto. È particolarmente importante per chi segue diete molto restrittive o per chi ha esigenze nutrizionali specifiche, come le donne in gravidanza o gli anziani.

**Omega-3:** Gli acidi grassi omega-3, presenti in integratori come l'olio di pesce o l'olio di alghe, supportano la salute cardiovascolare, cognitiva e dell'umore. Questi possono essere particolarmente utili per individui che non consumano abbastanza grassi salutari attraverso la dieta.

**Proteine in Polvere:** Per chi pratica attività fisica regolare o cerca di mantenere o aumentare la massa muscolare, integrare con proteine in polvere (come siero di latte, piselli o riso) può aiutare a soddisfare le esigenze proteiche giornaliere, specialmente se trovare abbastanza proteine diventa una sfida.

**Fibre:** Un integratore di fibre può essere utile per coloro che faticano a includere abbastanza fibre nella loro dieta attraverso frutta, verdura e cereali integrali. Le fibre supportano la digestione sana e possono aiutare a gestire la fame durante i periodi di digiuno.

**Adattogeni e Erbe:** Integratori come ashwagandha, rhodiola e curcuma possono sostenere la gestione dello stress, il recupero muscolare e l'infiammazione, complementando bene con gli obiettivi di salute del DI.

Considerazioni Importanti

**Tempismo:** Il momento in cui si assumono gli integratori può influenzare sia l'efficacia del DI che l'assorbimento dell'integratore stesso. Ad esempio, alcuni nutrienti sono meglio assorbiti con il cibo, mentre altri possono essere presi a stomaco vuoto.

**Qualità e Sicurezza:** Scegliere integratori da fonti affidabili e di alta qualità è cruciale per evitare contaminanti e garantire che il prodotto contenga ciò che l'etichetta afferma.

**Personalizzazione:** Gli integratori dovrebbero essere personalizzati in base alle esigenze individuali e, se possibile, discussi con un professionista della salute per assicurarsi che siano appropriati e sicuri.

In conclusione, mentre una dieta bilanciata dovrebbe sempre

essere la prima scelta per ottenere i nutrienti necessari, gli integratori possono svolgere un ruolo di supporto nel contesto del DI per alcune persone. Proseguendo, esploreremo come superare le sfide comuni e le difficoltà associate al DI, fornendo strategie pratiche per mantenere un percorso di digiuno intermittente efficace e piacevole.

# CAPITOLO 5: SUPERARE LE SFIDE E LE DIFFICOLTÀ

Affrontare e superare le sfide comuni e le difficoltà del digiuno intermittente (DI) è un passaggio cruciale per chiunque desideri adottare questo approccio alimentare come parte di uno stile di vita sano. Il DI, pur essendo flessibile e adattabile alle esigenze individuali, può presentare ostacoli, soprattutto nelle fasi iniziali o durante periodi di stress e cambiamento. Riconoscere queste sfide e sviluppare strategie efficaci per affrontarle può migliorare notevolmente l'esperienza di digiuno e aiutare a mantenere l'adesione nel lungo termine.

## Gestione della Fame

La fame è forse la sfida più immediata che si incontra nel DI. Sentirsi affamati è naturale, specialmente all'inizio, mentre il corpo si adatta ai nuovi orari dei pasti.

**Strategie:** Consumare pasti ricchi di fibre e proteine durante le finestre di alimentazione può aiutare a prolungare la sazietà. Bere acqua o tè senza calorie può anche aiutare a gestire la sensazione di vuoto nello stomaco.

## Resistenza Sociale e Culturale

Le pressioni sociali e culturali possono rendere difficile aderire al DI, specialmente durante eventi sociali o riunioni di famiglia che ruotano attorno al cibo.

**Strategie:** Comunicare chiaramente i propri obiettivi di salute agli amici e ai familiari può aiutare a ottenere il loro supporto. Pianificare in anticipo e, se necessario, adattare temporaneamente la finestra di digiuno per adattarla a eventi speciali può mantenere l'equilibrio tra vita sociale e adesione al DI.

## Gestione delle Voglie

Le voglie, soprattutto per cibi ricchi di zuccheri o grassi, possono essere un ostacolo significativo.

**Strategie:** Distinguere tra fame reale e voglie emotive è fondamentale. Trovare alternative sane che soddisfino le voglie senza compromettere gli obiettivi nutrizionali può essere un approccio efficace. Inoltre, assicurarsi che il corpo sia nutrito adeguatamente durante le finestre di alimentazione può ridurre le voglie.

## Fluttuazioni Energetiche

Alcuni possono sperimentare fluttuazioni nei livelli di energia, specialmente durante le prime fasi del DI.

**Strategie:** Bilanciare l'apporto di macro e micronutrienti nei pasti può aiutare a mantenere i livelli di energia. Incorporare attività fisica leggera, come camminare, può anche aiutare a superare momenti di stanchezza.

## Adattamento Fisico e Mentale

Il processo di adattamento all'alternanza tra digiuno e alimentazione può essere sia fisico che mentale.

Strategie: Dare al corpo il tempo di adattarsi al nuovo regime è essenziale. Essere pazienti e gentili con se stessi durante questo processo può ridurre lo stress e migliorare l'adesione. La meditazione e altre pratiche di mindfulness possono aiutare a gestire lo stress e migliorare la concentrazione.

## Monitoraggio e Modifica del Piano di DI

La flessibilità è cruciale nel DI. Monitorare attentamente come il corpo risponde e essere disposti a modificare il piano di digiuno può aiutare a trovare il regime che funziona meglio per le esigenze individuali.

**Strategie:** Tenere un diario alimentare e di attività fisica può aiutare a identificare modelli e aree di miglioramento. Consultare regolarmente un professionista della salute o un nutrizionista per adeguamenti basati su esigenze nutrizionali in evoluzione.

Superare queste sfide richiede un approccio olistico che consideri non solo l'alimentazione e l'attività fisica ma anche il benessere emotivo e sociale. Proseguendo, esploreremo come mantenere i risultati ottenuti con il DI a lungo termine, strategie per prevenire la ricaduta negli antichi comportamenti alimentari e come adattare il DI alle diverse fasi della vita, assicurando che il percorso di benessere sia sostenibile e gratificante.

Mantenere i risultati ottenuti con il digiuno intermittente (DI) a lungo termine richiede strategie che vanno oltre la semplice adesione a un piano alimentare. La sostenibilità del DI, come parte di uno stile di vita salutare e bilanciato, dipende dalla capacità di integrare abitudini alimentari sane, attività fisica regolare e una buona gestione dello stress, prevenendo così la ricaduta in comportamenti alimentari meno salutari. Ecco come navigare in questo processo per garantire il successo duraturo del DI.

## Stabilire un Equilibrio Alimentare

La chiave per mantenere i benefici del DI nel tempo è adottare un approccio equilibrato all'alimentazione che si possa sostenere a lungo termine. Evitare l'eccessiva restrizione calorica al di fuori delle finestre di digiuno e concentrarsi invece su una dieta ricca di nutrienti con abbondanti verdure, proteine di qualità, grassi salutari e carboidrati complessi. Questo approccio non solo supporta la perdita di peso e il mantenimento ma promuove anche una salute ottimale complessiva.

## Costruire Abitudini Sane

Le abitudini giuste sono fondamentali per mantenere i risultati del DI. Sviluppare una routine regolare che includa finestre di alimentazione consistenti, tempo dedicato all'esercizio fisico e sufficiente riposo può stabilire un ritmo che supporta il benessere a lungo termine. Le abitudini positive aiutano anche a ridurre la dipendenza dalla forza di volontà, rendendo più facile aderire al DI nel tempo.

## Gestione dello Stress e del Benessere Emotivo

Lo stress e le emozioni possono influenzare significativamente i comportamenti alimentari e il successo del DI. Trovare strategie efficaci per gestire lo stress, come la mindfulness, lo yoga o la meditazione, può aiutare a prevenire l'overeating emotivo e sostenere una relazione sana con il cibo. Inoltre, coltivare un supporto sociale e condividere esperienze e sfide con altri che seguono il DI può fornire motivazione e incoraggiamento.

## Monitoraggio e Riflessione Regolari

Monitorare regolarmente i progressi, riflettere sugli obiettivi e valutare l'efficacia del proprio piano di DI è essenziale. Questo non solo aiuta a mantenere la responsabilità ma consente anche di apportare modifiche proattive al proprio approccio in base ai cambiamenti nelle esigenze del corpo, nelle preferenze personali o negli obiettivi di salute. Utilizzare un diario di DI o app di tracciamento può semplificare questo processo.

## Adattamento alle Varie Fasi della Vita

Riconoscere che le esigenze del corpo cambiano con il tempo è fondamentale per mantenere i benefici del DI. Ciò può significare adattare la finestra di digiuno, il tipo di esercizio o l'apporto calorico in risposta a cambiamenti come l'invecchiamento, cambiamenti ormonali, livelli di attività o condizioni di salute. Essere flessibili e aperti a modificare il proprio piano di DI assicura che rimanga rilevante e benefico per la salute a lungo termine.

## Educazione Continua

Infine, impegnarsi in un'apprendimento continuo sul DI, la nutrizione e il benessere generale può fornire nuove intuizioni e tecniche per migliorare e sostenere la pratica del DI. Partecipare a workshop, leggere le ultime ricerche o consultare professionisti della salute può ispirare modifiche positive e mantenere elevata la motivazione.

Incorporando questi principi nel proprio stile di vita, è possibile non solo mantenere i risultati ottenuti con il DI ma anche promuovere un benessere complessivo e una qualità della vita migliorata. Proseguendo, esploreremo come modificare il piano di DI secondo le esigenze in evoluzione, garantendo che l'approccio rimanga efficace, piacevole e perfettamente allineato con gli obiettivi di salute individuali a lungo termine.

Adattare il piano di digiuno intermittente (DI) secondo le esigenze in evoluzione è un aspetto fondamentale per mantenere questa pratica efficace e sostenibile nel lungo periodo. La vita cambia, e con essa, cambiano anche le nostre necessità fisiche, obiettivi di salute, e stili di vita. Essere rigidi nei confronti del DI può portare a frustrazioni e fallimenti, mentre un approccio flessibile e adattabile può garantire successo e benessere duraturi. Ecco come navigare nel processo di adattamento del DI alle proprie esigenze in continua evoluzione.

## Ascoltare il Proprio Corpo

Il primo passo per adattare efficacemente il DI è ascoltare attentamente i segnali del proprio corpo. Fluttuazioni nella energia, cambiamenti nel peso, variazioni dell'umore, e segnali di fame possono tutti indicare la necessità di un aggiustamento del regime di DI. Valutare regolarmente come ci si sente può aiutare a identificare quando è il momento di fare modifiche.

## Valutazione e Revisone degli Obiettivi

Gli obiettivi personali di salute e benessere possono cambiare nel tempo. Che si tratti di passare dalla perdita di peso al mantenimento del peso, dall'aumento della massa muscolare all'ottimizzazione della salute metabolica, o semplicemente all'integrazione del DI in un nuovo stile di vita, rivedere periodicamente i propri obiettivi è essenziale. Questo processo di valutazione consente di ricalibrare il piano di DI per allinearlo agli obiettivi attuali.

### Esplorare Diverse Configurazioni di DI

Il mondo del DI offre una varietà di schemi e configurazioni, ognuno con i propri benefici. Se l'approccio attuale non sembra più adatto o ha smesso di fornire i risultati desiderati, esplorare altre opzioni di DI può essere una strategia efficace. Passare dal metodo 16/8 al 5:2, sperimentare con il digiuno di 24 ore, o adattare la lunghezza delle finestre di digiuno e alimentazione sono tutte opzioni valide.

### Integrare Nuove Strategie di Alimentazione

Con l'evolversi delle esigenze personali, anche il focus sulla nutrizione durante le finestre di alimentazione può necessitare di un aggiustamento. Introdurre nuovi gruppi di alimenti, sperimentare con diversi bilanciamenti di macro e micronutrienti, e adattare l'apporto calorico complessivo possono rinnovare e potenziare l'efficacia del DI.

### Gestire le Variazioni di Stile di Vita

Cambiamenti significativi nello stile di vita, come un nuovo lavoro, la nascita di un figlio, o un aumento dell'attività fisica, possono richiedere un adattamento del regime di DI. In questi casi, è importante essere proattivi nel modificare il piano di DI per assicurarsi che si adatti bene alla nuova routine quotidiana e continui a sostenere la salute e il benessere.

### Consultare Professionisti della Salute

Quando si considerano modifiche al piano di DI, soprattutto in risposta a condizioni di salute specifiche o esigenze nutrizionali, consultare un professionista della salute o un nutrizionista può fornire una guida preziosa. Questi esperti possono offrire consigli personalizzati basati sulle ultime ricerche e sulle proprie conoscenze specialistiche.

Adattare il DI alle proprie esigenze in continua evoluzione richiede un approccio consapevole e riflessivo. Essere aperti al cambiamento, sperimentare con flessibilità e cercare supporto quando necessario possono garantire che il DI rimanga una parte positiva e benefica dello stile di vita a lungo termine. Proseguendo, esploreremo come costruire una comunità di supporto attorno al DI, riconoscendo l'importanza del sostegno sociale nel viaggio verso il benessere.

La costruzione di una comunità di supporto intorno al digiuno intermittente (DI) è un elemento cruciale per il successo e la sostenibilità a lungo termine di questa pratica. Essere circondati da un network di persone che condividono gli stessi obiettivi, sfide e successi può fornire motivazione, ispirazione e una rete di sicurezza emotiva. Questa comunità può assumere varie forme, da gruppi online a incontri di persona, e può offrire una vasta gamma di risorse, consigli e incoraggiamenti.

## Il Valore del Supporto Sociale

Il supporto sociale è stato ampiamente riconosciuto come un fattore chiave nel facilitare cambiamenti di stile di vita sani e nel mantenimento di comportamenti benefici nel tempo. Nel contesto del DI, avere un gruppo di supporto può aiutare a:

**Superare le Sfide:** Condividere esperienze e soluzioni con altri che affrontano sfide simili può fornire nuove strategie per superare gli ostacoli e mantenere l'impegno.

**Restare Motivati:** Sentire storie di successo e progressi da parte di altri può ispirare e motivare a continuare il proprio percorso, specialmente nei momenti di difficoltà.

**Imparare e Crescere:** L'interazione con la comunità può essere una fonte inestimabile di apprendimento, offrendo accesso a nuove ricerche, approcci e idee che possono migliorare l'esperienza di DI.

## Creare o Trovare una Comunità di DI

**Gruppi Online e Forum:** Internet offre un'abbondanza di gruppi e forum dedicati al DI, dove membri di tutto il mondo condividono consigli, esperienze e supporto. Piattaforme come Reddit, Facebook e forum specializzati possono essere ottimi punti di partenza.

**App di Salute e Fitness:** Molte app che supportano il DI e la gestione del benessere includono funzionalità di community, dove gli utenti possono condividere obiettivi, successi e incoraggiare gli altri.

**Gruppi Locali:** Cercare o formare un gruppo di supporto locale può offrire l'opportunità di incontri di persona, sessioni di condivisione e attività congiunte, come pasti condivisi o gruppi di esercizio, che rafforzano il legame sociale e l'impegno.

**Workshop ed Eventi:** Partecipare a workshop, seminari e conferenze sul DI e la salute generale può non solo ampliare la conoscenza ma anche connettere con individui che condividono interessi simili.

## Mantenere il Supporto Positivo e Costruttivo

Mentre si naviga nella comunità di DI, è importante cercare ambienti che promuovano un approccio positivo, inclusivo e basato sulla scienza. Evitare gruppi che sostengono estremismi dietetici o che promuovono un senso di competizione piuttosto che di supporto. Il focus dovrebbe sempre rimanere sul benessere individuale e collettivo, rispettando le diverse esigenze e percorsi di ognuno.

## Contribuire alla Comunità

Infine, contribuire attivamente alla comunità non solo aiuta gli altri ma rafforza anche il proprio impegno verso il DI. Condividere le proprie esperienze, successi e lezioni apprese può ispirare e guidare altri membri della comunità, creando un ciclo virtuoso di supporto e crescita condivisa.

La presenza di una comunità di supporto ben radicata può trasformare il viaggio del DI da un percorso solitario a un'esperienza condivisa, arricchendo la pratica del DI con connessioni significative e supporto reciproco. Proseguendo, esploreremo come guardare avanti al futuro del DI, anticipando le evoluzioni di questa pratica nel contesto di una comprensione in continua espansione della salute e del benessere umano.

Guardare avanti al futuro del digiuno intermittente (DI) significa esplorare come questa pratica possa evolvere e integrarsi ancor più profondamente nei nostri stili di vita e nella comprensione della salute e del benessere umano. Mentre il DI continua a guadagnare popolarità e accettazione, il futuro promette ulteriori ricerche, personalizzazioni innovative e un'integrazione più ampia con approcci olistici alla salute.

## Innovazioni nella Ricerca

Il futuro del DI vedrà probabilmente un'espansione significativa nella ricerca, con studi più ampi e longitudinali che indagheranno gli effetti a lungo termine sulla salute, la longevità e la prevenzione delle malattie. Questa ricerca approfondita aiuterà a chiarire i meccanismi biologici alla base dei benefici del DI, offrendo una comprensione più sfumata di come il timing del consumo di cibo influenzi il nostro corpo.

## Personalizzazione Basata sulla Scienza

Con l'avanzamento della genetica nutrizionale e della medicina personalizzata, il DI potrebbe diventare ancora più personalizzato. Gli individui potrebbero avere accesso a piani di DI su misura basati sul loro genoma, microbioma intestinale, risposte metaboliche e stili di vita. Questa personalizzazione garantirebbe che ogni persona possa seguire un regime di DI ottimizzato per i propri obiettivi di salute specifici, massimizzando l'efficacia e riducendo potenziali effetti collaterali.

## Integrazione con Tecnologie Digitali

L'uso di app mobili, dispositivi indossabili e piattaforme online continuerà a svolgere un ruolo cruciale nel supportare coloro che praticano il DI. Queste tecnologie non solo facilitano il monitoraggio dei periodi di digiuno e alimentazione, ma possono anche offrire feedback in tempo reale, consigli personalizzati e supporto comunitario. La gamificazione e altri approcci innovativi potrebbero aumentare l'engagement e l'adesione al DI.

## Approcci Olistici alla Salute

Il futuro del DI vedrà probabilmente una maggiore enfasi sugli approcci olistici alla salute, che riconoscono l'importanza di integrare il DI con altre pratiche salutari. Questo potrebbe includere l'abbinamento del DI con specifici regimi di esercizio fisico, tecniche di riduzione dello stress, e strategie per migliorare la qualità del sonno. Una visione olistica della salute supporta l'idea che il benessere sia il risultato di molteplici fattori interconnessi.

## Educazione e Sensibilizzazione

Man mano che la popolarità del DI cresce, aumenterà anche l'importanza dell'educazione e della sensibilizzazione. Educare il pubblico sui principi del DI, sui suoi benefici potenziali e su come praticarlo in modo sicuro e efficace sarà fondamentale. Questo include il superare miti e misconcezioni e fornire risorse affidabili per coloro che desiderano iniziare il DI.

## Collaborazione tra Professionisti della Salute

Il futuro vedrà una maggiore collaborazione tra nutrizionisti, medici, ricercatori e altri professionisti della salute nel promuovere pratiche di DI basate sull'evidenza. Questa collaborazione interdisciplinare è essenziale per integrare il DI in piani di cura più ampi, assicurando che si adatti alle esigenze di salute individuali e si allinei con le migliori pratiche mediche.

Guardando avanti, il DI non è semplicemente una tendenza dietetica passeggera, ma un campo in rapida evoluzione che promette di plasmare significativamente il nostro approccio alla nutrizione, al benessere e alla gestione della salute. Il futuro del DI è brillante, con l'aspettativa di innovazioni che porteranno a pratiche più informate, personalizzate e integrate nell'ambito di un approccio olistico alla salute e al benessere.

# CAPITOLO 6: STORIE DI SUCCESSO E STUDI DI CASO

Raccontare storie personali di trasformazione attraverso il digiuno intermittente (DI) non è solo fonte di ispirazione per coloro che sono nuovi a questa pratica o che stanno considerando di iniziarla, ma serve anche a coloro che sono già nel mezzo del loro percorso, offrendo riconoscimento, motivazione e la sensazione di non essere soli. Queste narrazioni personali evidenziano non solo i successi, ma anche le sfide affrontate e superate, rendendo il viaggio verso il benessere più accessibile e comprensibile.

## Il Potere delle Storie Personali

Le storie di successo nel DI spesso condividono temi comuni di superamento di ostacoli, scoperta personale e trasformazione che vanno oltre la perdita di peso. Essi possono includere miglioramenti nella salute metabolica, aumento dell'energia e della chiarezza mentale, miglioramento della qualità del sonno e una nuova relazione con il cibo. Ascoltare o leggere queste esperienze può accendere una scintilla di possibilità per gli altri, dimostrando che il cambiamento è raggiungibile.

## Affrontare e Superare le Sfide

Un aspetto centrale di molte storie di trasformazione è la narrazione di come gli individui hanno affrontato e superato le sfide legate al DI. Questo può variare dall'apprendimento a gestire la fame e le voglie, alla navigazione delle pressioni sociali e culturali riguardanti il cibo, alla scoperta di come integrare efficacemente il DI in uno stile di vita attivo e impegnativo. Condividere strategie concrete e consigli pratici può fornire ai lettori gli strumenti per affrontare ostacoli simili.

### Diversità delle Esperienze

Le storie di trasformazione nel DI sono potenti anche a causa della loro diversità. Esse provengono da individui di tutte le età, sessi, background e stili di vita, ciascuno con la propria unica prospettiva e insieme di sfide. Questa varietà assicura che quasi tutti possano trovare una storia con cui risuonare, apprendendo dai successi e dagli errori di altri che hanno percorsi simili o significativamente diversi.

### Lezioni Apprese

Un tema ricorrente nelle storie di trasformazione è la condivisione di lezioni apprese lungo il cammino. Questi possono includere intuizioni sulla importanza della coerenza rispetto alla perfezione, l'apprendimento dell'ascolto del proprio corpo, la riconfigurazione della relazione con il cibo da una di restrizione a una di nutrimento, e l'importanza del supporto sociale. Queste lezioni possono servire da guide preziose per gli altri nel loro viaggio di DI.

### Motivazione e Ispirazione Continua

Infine, le storie di successo nel DI fungono da continua fonte di motivazione e ispirazione. Leggere o ascoltare di altri che hanno raggiunto obiettivi simili può rinnovare la motivazione nei momenti di stagnazione o difficoltà, ricordando agli individui il perché hanno iniziato il DI e cosa è possibile ottenere con impegno e pazienza.

Le storie personali di trasformazione attraverso il DI sono una componente vitale della comunità di DI, offrendo speranza, ispirazione e un senso di comunità. Man mano che sempre più persone condividono le proprie esperienze, la ricchezza collettiva di conoscenze, consigli e incoraggiamento continua a crescere, sostenendo gli altri nel loro viaggio verso la salute e il benessere attraverso il DI. Proseguendo, approfondiremo l'analisi di studi di caso scientifici per fornire un quadro ancora più ampio dei benefici e delle sfide del DI, arricchendo la comprensione con evidenze basate sulla ricerca.

Analizzare studi di caso scientifici sul digiuno intermittente (DI) offre un'opportunità preziosa per comprendere in modo più approfondito i benefici, le sfide e le potenziali applicazioni di questa pratica nella vita reale. Questi studi non solo confermano le esperienze personali con dati empirici ma aprono anche nuove prospettive su come il DI può essere ottimizzato e personalizzato per vari obiettivi di salute e benessere. Esaminiamo alcuni temi chiave emersi dalla ricerca scientifica sul DI e come questi studi di caso possono informare e ispirare coloro che cercano di integrare il DI nel proprio stile di vita.

### Benefici Confermati della Ricerca sul DI

Gli studi di caso scientifici sul DI hanno documentato una vasta gamma di benefici per la salute, inclusi ma non limitati a:

**Perdita di Peso e Gestione del Peso:** La ricerca ha mostrato che il DI può aiutare efficacemente nella perdita di peso riducendo l'apporto calorico complessivo e ottimizzando i processi metabolici che favoriscono la lipolisi e l'uso dei grassi come fonte di energia.

**Miglioramento della Sensibilità all'Insulina:** Studi hanno evidenziato come il DI possa migliorare la sensibilità all'insulina, riducendo il rischio di sviluppare diabete di tipo 2 e migliorando il controllo glicemico negli individui già affetti da questa condizione.

**Effetti Anti-invecchiamento e Longevità**: La ricerca su modelli animali e, in misura limitata, su esseri umani suggerisce che il DI possa influenzare positivamente i meccanismi di invecchiamento, potenzialmente estendendo la longevità e migliorando la qualità della vita negli anni avanzati.

**Miglioramento della Salute Cardiovascolare:** Studi indicano che il DI può avere effetti benefici sui fattori di rischio cardiovascolare, inclusi miglioramenti nei livelli di colesterolo, riduzione della pressione sanguigna e diminuzione dell'infiammazione.

## Sfide e Considerazioni Evidenziate dalla Ricerca

Sebbene i benefici del DI siano ben documentati, la ricerca ha anche identificato sfide e considerazioni importanti, come:

**Variabilità Individuale nelle Risposte al DI:** Gli studi sottolineano l'importanza di considerare le differenze individuali nel metabolismo, nelle condizioni di salute preesistenti e nelle risposte fisiologiche al digiuno. Ciò suggerisce la necessità di approcci personalizzati al DI.

**Importanza dell'Equilibrio Nutrizionale:** La ricerca evidenzia che i benefici del DI sono ottimizzati quando le finestre di alimentazione sono caratterizzate da un'alimentazione equilibrata e ricca di nutrienti, sottolineando l'importanza di non trascurare la qualità dell'alimentazione.

## Implicazioni Future e Aree di Ricerca

I risultati emergenti da studi di caso scientifici sul DI continuano a stimolare ulteriori ricerche in aree quali:

**Ottimizzazione dei Regimi di DI:** Esplorare vari schemi di DI per determinare quali configurazioni offrono i maggiori benefici per specifiche condizioni di salute o obiettivi di benessere.

**Integrazione del DI con Altre Pratiche di Salute:** Studiare come il DI interagisce con l'esercizio fisico, la gestione dello stress e altre pratiche di salute per promuovere un approccio olistico al benessere.

**Comprensione dei Meccanismi a Lungo Termine:** Conduzione di studi longitudinali per valutare gli effetti a lungo termine del DI sulla salute e sulla longevità umana.

Questi studi di caso scientifici forniscono una base solida per coloro che desiderano esplorare il DI, offrendo non solo conferme dei benefici ma anche importanti considerazioni su come personalizzare e integrare questa pratica nel proprio stile di vita per massimizzare i risultati. Proseguendo, ci immergeremo ulteriormente nel modo in cui la comunità scientifica e medica sta rispondendo al crescente interesse per il DI, esaminando le linee guida emergenti, le raccomandazioni professionali e il futuro della ricerca in questo campo.

L'interesse crescente per il digiuno intermittente (DI) nella comunità scientifica e medica sta portando a una riflessione più approfondita sulle sue applicazioni pratiche e sui benefici per la salute. Mentre emergono nuove ricerche e dati, si sviluppano anche linee guida e raccomandazioni professionali per aiutare sia i professionisti della salute che i praticanti del DI a navigare in questo metodo nutrizionale con maggiore sicurezza ed efficacia. Questo approfondimento esamina le tendenze attuali e le potenziali future direzioni nella risposta della comunità scientifica e medica al DI.

## Sintesi delle Ricerche e delle Evidenze

Con l'aumento degli studi sul DI, la comunità scientifica sta lavorando per sintetizzare le evidenze disponibili, distinguendo tra i benefici supportati da solide basi di ricerca e quelli che richiedono ulteriori indagini. Questa sintesi è cruciale per informare le pratiche cliniche e fornire raccomandazioni basate sull'evidenza. Le revisioni sistematiche e le meta-analisi giocano un ruolo fondamentale in questo processo, offrendo una visione globale degli effetti del DI sulla perdita di peso, la salute metabolica, la longevità e la prevenzione delle malattie.

### Sviluppo di Linee Guida e Raccomandazioni

Basandosi sulle evidenze raccolte, società scientifiche e organizzazioni di salute pubblica stanno iniziando a sviluppare linee guida specifiche per il DI. Queste raccomandazioni mirano a fornire ai professionisti della salute un quadro di riferimento per discutere il DI con i pazienti, valutando i potenziali benefici e rischi basati sulle condizioni di salute individuali, gli obiettivi e le esigenze nutrizionali. Importante è l'accento sulla personalizzazione del DI, riconoscendo che non esiste un approccio unico per tutti.

### Formazione e Educazione dei Professionisti della Salute

Un altro aspetto chiave è la formazione e l'educazione continua dei professionisti della salute riguardo al DI. Workshop, seminari e corsi di formazione sono sempre più disponibili, fornendo agli operatori sanitari le conoscenze e gli strumenti necessari per guidare efficacemente i loro pazienti nell'esplorazione del DI. Questa formazione include non solo i principi del DI ma anche la gestione delle aspettative, l'integrazione con le terapie mediche esistenti e la nutrizione ottimale durante le finestre di alimentazione.

### Ricerca Futura e Aree di Interesse

La ricerca futura sul DI si sta orientando verso diverse aree di interesse, tra cui:

**Personalizzazione del DI:** Studiare come fattori genetici, metabolici e di stile di vita influenzino la risposta individuale al DI per sviluppare approcci più personalizzati.

**Effetti a Lungo Termine:** Valutare gli effetti del DI sul benessere e la salute a lungo termine, inclusi impatti sulla longevità e sul rischio di malattie croniche.

**Integrazione con Terapie Convenzionali:** Esplorare come il DI possa essere combinato con trattamenti medici standard per migliorare i risultati nella gestione di condizioni come il diabete di tipo 2, l'obesità e le malattie cardiovascolari.

### Coinvolgimento dei Pazienti e dei Praticanti

Infine, un dialogo continuo tra i professionisti della salute e coloro che praticano il DI è essenziale per rifinire ulteriormente le raccomandazioni e le linee guida. La raccolta di feedback e esperienze dirette dai praticanti può offrire preziose intuizioni per affinare le strategie di DI e per identificare aree di ricerca non ancora esplorate.

Man mano che il campo del DI continua a evolversi, la collaborazione tra ricercatori, medici, nutrizionisti e la comunità dei praticanti sarà cruciale per massimizzare i benefici di salute e per garantire che il DI possa essere praticato in modo sicuro ed efficace. Questa interazione dinamica promette di arricchire la nostra comprensione del DI e di ampliare le sue applicazioni nel migliorare la salute e il benessere umano. Proseguendo, ci concentreremo su come tradurre questa crescente base di conoscenze in pratiche quotidiane che supportano la salute e il benessere a lungo termine.

La traduzione delle conoscenze emergenti sul digiuno intermittente (DI) in pratiche quotidiane rappresenta una tappa fondamentale per sfruttare al massimo i benefici di questa strategia nutrizionale, migliorando la salute e il benessere a lungo termine. Mentre la ricerca continua a svelare i meccanismi e gli effetti del DI, applicare questi insegnamenti nella vita di tutti i giorni può sembrare impegnativo. Tuttavia, con approcci informati e personalizzati, è possibile integrare il DI in modo efficace e sostenibile. Esploriamo come farlo.

## Personalizzazione Basata su Evidenze

Il primo passo per tradurre la ricerca sul DI in pratica è la personalizzazione. Questo implica adattare il regime di DI alle esigenze individuali, preferenze e contesto di vita di una persona. Tenendo conto delle varie forme di DI - come il 16/8, il 5:2 o il digiuno di 24 ore - e dei risultati della ricerca sulle diverse popolazioni, gli individui possono collaborare con professionisti della salute per identificare l'approccio più adeguato e sostenibile per loro.

## Educazione Nutrizionale

Un'altra componente chiave è l'educazione nutrizionale. Comprendere il ruolo dei diversi nutrienti, come proteine, carboidrati, grassi, vitamine e minerali, e come possono essere meglio bilanciati all'interno delle finestre di alimentazione del DI è essenziale. L'educazione nutrizionale aiuta anche a navigare tra gli alimenti da privilegiare e quelli da limitare per ottimizzare i risultati del DI, sostenendo una relazione salutare con il cibo.

## Incorporare le Routine di Esercizio

La ricerca ha mostrato che combinare il DI con regolari routine di esercizio può amplificare i benefici per la salute, dalla perdita di peso al miglioramento della composizione corporea e della funzione metabolica. Sviluppare un piano di esercizio che si allinei con gli orari del DI e le preferenze personali può aiutare a mantenere un'alta energia e massimizzare la perdita di grasso, pur preservando la massa muscolare.

## Gestione dello Stress e del Recupero

Il benessere complessivo richiede più della sola attenzione alla dieta e all'esercizio; la gestione dello stress e un adeguato recupero sono altrettanto cruciali. Tecniche come la mindfulness, la meditazione, il yoga e un sonno di qualità possono migliorare la resilienza allo stress e promuovere un recupero efficace, elementi che la ricerca ha collegato a migliori risultati nel DI.

## Monitoraggio e Riflessione

Adottare un approccio riflessivo, monitorando regolarmente i propri progressi, sensazioni e risposte al DI, permette di apportare aggiustamenti tempestivi e mantenere l'approccio al DI allineato con gli obiettivi di salute e benessere. Utilizzare diari alimentari, app di tracciamento o consulenze regolari con professionisti della salute può fornire insight preziosi e sostenere l'adattamento del piano di DI nel tempo.

## Sviluppo di una Comunità di Supporto

Infine, costruire o far parte di una comunità di supporto di individui che praticano il DI può offrire motivazione, ispirazione e consigli pratici. Queste comunità possono essere trovate online, attraverso gruppi di social media o forum, oppure localmente, in gruppi di sostegno o incontri informativi.

Trasformare la ricerca sul DI in pratiche quotidiane significa abbracciare un approccio olistico alla salute e al benessere, uno che considera l'intera persona - le sue esigenze nutrizionali, fisiche, emotive e sociali. Attraverso la personalizzazione, l'educazione, il supporto e l'adattamento continui, il DI può diventare non solo una strategia nutrizionale, ma una componente integrata e arricchente di uno stile di vita salutare e consapevole. Proseguendo, approfondiremo strategie specifiche per affrontare le sfide comuni nel mantenimento del DI e come superarle per assicurare successo e benessere a lungo termine.

Implementare il digiuno intermittente (DI) come parte integrante di uno stile di vita sano richiede di affrontare e superare le sfide comuni che possono emergere lungo il percorso. Anche se il DI offre numerosi benefici per la salute e il benessere, mantenere questa pratica nel tempo può presentare ostacoli, come la gestione della fame, l'adattamento a nuovi schemi alimentari e il bilanciamento delle responsabilità sociali e familiari. Ecco alcune strategie per affrontare queste sfide e garantire un successo duraturo con il DI.

## Strategie per la Gestione della Fame

La fame è una delle principali sfide per chi pratica il DI. Imparare a distinguere tra fame vera e abitudini alimentari può aiutare a gestirla meglio.

**Idratazione:** Bere acqua o tisane può aiutare a ridurre la sensazione di fame. Spesso, il corpo confonde la sete con la fame.

**Alimenti Ricchi di Fibre:** Durante le finestre di alimentazione, privilegiare alimenti ricchi di fibre come verdure, legumi e cereali integrali. Questi alimenti aumentano la sazietà, aiutando a controllare la fame durante i periodi di digiuno.

**Distrazione e Occupazione:** Trovare attività che distraggono o impegnano la mente può ridurre il pensiero fisso sul cibo durante i periodi di digiuno.

## Adattamento ai Nuovi Schemi Alimentari

Cambiare le abitudini alimentari può richiedere tempo e pazienza. È importante adottare un approccio graduale e flessibile.

**Iniziare Lentamente:** Per chi è nuovo al DI, iniziare con schemi più lievi, come saltare la colazione, può aiutare il corpo a adattarsi gradualmente al digiuno.

**Ascoltare il Proprio Corpo:** Prestare attenzione ai segnali del corpo e adattare la durata del digiuno o le finestre di alimentazione in base alle proprie sensazioni può migliorare l'esperienza generale.

Bilanciamento delle Responsabilità Sociali e Familiari

Integrare il DI in un contesto sociale e familiare può presentare sfide, specialmente durante eventi o riunioni che ruotano intorno al cibo.

**Pianificazione Anticipata:** Se possibile, pianificare in anticipo le finestre di alimentazione per coincidere con eventi sociali o familiari può aiutare a mantenere sia la vita sociale che l'adesione al DI.

**Comunicazione:** Parlare apertamente con amici e familiari sul proprio percorso di DI può aiutare a ottenere il loro supporto e comprensione.

**Mantenimento a Lungo Termine**

Il successo a lungo termine con il DI richiede un impegno costante e la volontà di adattarsi e imparare nel tempo.

**Monitoraggio e Riflessione:** Tenere un diario alimentare o utilizzare app per monitorare il proprio progresso, riflettere sui successi e sulle aree di miglioramento può fornire intuizioni preziose per mantenere la motivazione.

**Supporto Professionale:** Consultare regolarmente professionisti della nutrizione o della salute per valutare i progressi, affrontare eventuali carenze nutrizionali e adattare il piano di DI in base alle esigenze in evoluzione è essenziale per un approccio sano e bilanciato.

**Educazione Continua**

Restare informati sulle ultime ricerche e tendenze nel campo del DI può offrire nuove strategie e ispirazioni per mantenere o migliorare la propria pratica.

Adottando queste strategie, gli individui possono navigare con successo nelle sfide associate al DI, rendendolo una componente sostenibile e gratificante del loro stile di vita. Proseguendo, esploreremo come integrare approcci complementari al DI, come l'attività fisica e la gestione dello stress, per un benessere olistico e risultati ottimali.

# CAPITOLO 7: INTEGRARE IL DIGIUNO INTERMITTENTE NELLA VITA QUOTIDIANA

Integrare il digiuno intermittente (DI) con approcci complementari per la salute e il benessere, come l'attività fisica e la gestione dello stress, non solo può amplificare i benefici del DI, ma anche contribuire a un approccio più olistico al benessere personale. Questa sinergia tra diverse pratiche salutari potenzia l'efficacia del DI nel contesto di uno stile di vita equilibrato, promuovendo miglioramenti complessivi nella salute fisica, mentale e emotiva.

## Integrazione con l'Attività Fisica

L'esercizio fisico gioca un ruolo cruciale nel massimizzare i benefici del DI, migliorando la composizione corporea, la salute cardiovascolare e la sensibilità all'insulina.

**Pianificazione dell'Esercizio:** Sincronizzare l'attività fisica con le finestre di alimentazione può ottimizzare le prestazioni e il recupero. Ad esempio, esercizi ad alta intensità o allenamenti di forza sono ideali dopo i pasti principali, mentre attività a bassa intensità, come camminare o yoga, possono essere praticati durante i periodi di digiuno senza compromettere l'energia.

**Varietà nell'Esercizio:** Integrare una varietà di attività fisiche contribuisce a un benessere completo. Mentre l'allenamento della forza supporta la massa muscolare e il metabolismo, l'allenamento cardiovascolare migliora la salute del cuore e l'endurance. Pratiche come yoga e Pilates possono offrire benefici nella flessibilità, nel controllo del corpo e nella riduzione dello stress.

## Gestione dello Stress

La gestione dello stress è fondamentale per ottenere il massimo dal DI, considerando il ruolo che lo stress e gli ormoni correlati, come il cortisolo, giocano nel metabolismo e nella salute generale.

**Pratiche di Riduzione dello Stress:** Tecniche di rilassamento come la meditazione mindfulness, il training autogeno e il respiro profondo possono aiutare a mitigare l'impatto negativo dello stress sulla salute. Integrare queste pratiche nella routine quotidiana può migliorare la qualità del sonno, la gestione dell'appetito e l'equilibrio emotivo.

**Tempo di Qualità e Hobby:** Dedicare tempo a passioni, hobby o attività ricreative può servire come un potente antistress, aumentando la soddisfazione personale e diminuendo la probabilità di mangiare emotivo.

## Equilibrio Nutrizionale

Mentre il DI regola il timing dell'alimentazione, è fondamentale che le finestre di alimentazione siano caratterizzate da pasti bilanciati e nutrienti.

**Pianificazione dei Pasti:** Assicurarsi che ogni pasto includa una varietà di alimenti nutrienti per soddisfare tutte le esigenze vitaminiche e minerali. La pianificazione dei pasti aiuta anche a evitare cibi poco salutari e a mantenere la coerenza nel raggiungimento degli obiettivi nutrizionali.

**Integrazione Selettiva:** In alcuni casi, l'integrazione può sostenere la dieta, specialmente per nutrienti specifici difficili da ottenere in quantità adeguate solo attraverso il cibo. Consultare un professionista sanitario per determinare se gli integratori sono necessari in base alle proprie esigenze individuali.

Integrare il DI con esercizio fisico regolare, pratiche efficaci di gestione dello stress e un focus sull'equilibrio nutrizionale non solo migliora l'efficacia del DI ma promuove anche una visione più olistica della salute. Questo approccio integrato aiuta a costruire una fondazione solida per il benessere a lungo termine, offrendo benefici che vanno oltre la perdita di peso o il miglioramento di specifici marker di salute, toccando aspetti di vitalità, felicità e soddisfazione nella vita quotidiana. Proseguendo, esploreremo come sostenere e nutrire il benessere mentale ed emotivo all'interno del contesto del DI, riconoscendo l'importanza di un approccio completo che valorizzi tutti gli aspetti della salute umana.

Sostenere e nutrire il benessere mentale ed emotivo è essenziale quando si integra il digiuno intermittente (DI) in uno stile di vita sano. La salute mentale e fisica sono profondamente intrecciate, e il successo di qualsiasi pratica di benessere, incluso il DI, dipende dal riconoscimento e dall'attenzione a entrambe. Una salute mentale robusta supporta la resilienza di fronte alle sfide, migliora la qualità della vita e potenzia l'efficacia del DI. Esploriamo come coltivare e mantenere il benessere mentale ed emotivo all'interno del contesto del DI.

## Riconoscere il Ruolo delle Emozioni

Le emozioni giocano un ruolo significativo nei comportamenti alimentari. Riconoscere ed esprimere le proprie emozioni in modi sani può prevenire il mangiare emotivo e promuovere scelte alimentari consapevoli. La pratica della mindfulness e la tenuta di un diario emotivo possono essere strumenti utili per identificare i trigger emotivi e sviluppare strategie più efficaci per la loro gestione.

## Stabilire una Relazione Positiva con il Cibo

Il DI non dovrebbe mai diventare una fonte di stress o ansia legata al cibo o all'alimentazione. Stabilire e mantenere una relazione positiva con il cibo — vedendolo come una fonte di nutrimento e piacere piuttosto che come nemico o fonte di colpa — è fondamentale. Celebrare la varietà, il gusto e il piacere del mangiare può aiutare a mantenere un approccio bilanciato al DI.

## Pratiche di Mindfulness e Meditazione

La mindfulness e la meditazione possono migliorare la consapevolezza del corpo e della mente, aiutando a distinguere tra fame fisica e bisogni emotivi. Queste pratiche possono ridurre lo stress e l'ansia, migliorare la gestione delle emozioni e promuovere una sensazione di calma e centramento, che sono tutti benefici nel contesto del DI.

## Supporto Sociale

Il supporto sociale è un pilastro fondamentale per il benessere mentale ed emotivo. Condividere esperienze, sfide e successi con amici, familiari o gruppi di supporto dedicati al DI può offrire conforto, consigli e motivazione. Sentirsi compresi e supportati può diminuire il senso di isolamento che talvolta accompagna il DI, specialmente nelle sue fasi iniziali.

## Equilibrio tra Flessibilità e Struttura

Mentre il DI richiede una certa struttura, essere troppo rigidi può portare a stress e ansia. Trovare un equilibrio tra la disciplina necessaria per seguire il DI e la flessibilità per adattarsi alle circostanze della vita promuove un approccio più sostenibile e meno stressante al DI. Essere gentili con se stessi, concedersi grazia in momenti di deviazione e ricordare che il percorso verso il benessere è un viaggio, non una destinazione, sono aspetti cruciali.

## Curare il Sonno

Una buona qualità del sonno è vitale per il benessere mentale ed emotivo. Il DI può influenzare i modelli di sonno, quindi è importante prestare attenzione alla qualità del riposo notturno. Stabilire una routine serale rilassante, limitare l'esposizione alla luce blu prima di coricarsi e garantire un ambiente confortevole e propizio al sonno può migliorare la qualità del sonno e supportare il successo nel DI.

Incorporare queste pratiche e principi nel contesto del DI non solo sostiene il benessere fisico ma arricchisce anche la salute mentale ed emotiva, promuovendo un approccio olistico al benessere. La salute mentale e quella fisica sono interdipendenti; coltivare entrambe in armonia può massimizzare i benefici del DI, migliorando la qualità della vita complessiva. Proseguendo, esploreremo come continuare a evolvere e adattare il DI nel corso della vita, assicurando che rimanga un approccio vivibile e benefico nel lungo termine.

Continuare a evolvere e adattare il digiuno intermittente (DI) nel corso della vita è essenziale per mantenere la sua efficacia e sostenibilità come parte di uno stile di vita sano e bilanciato. Man mano che cambiano le fasi della vita, le esigenze del corpo, le priorità personali e le circostanze, così deve cambiare l'approccio al DI per riflettere questi sviluppi. Ecco come navigare nell'evoluzione del DI per garantire che rimanga un approccio benefico e vivibile a lungo termine.

## Ascoltare e Rispondere al Proprio Corpo

Uno dei principi fondamentali per mantenere il DI efficace nel corso degli anni è l'ascolto attento del proprio corpo. Questo significa prestare attenzione a come si sente in relazione al regime di DI scelto, riconoscendo segnali quali energia, fame, sonno e stato d'animo. Modificare il piano di DI in risposta a questi segnali è cruciale per garantire che continui a soddisfare le esigenze del corpo in continua evoluzione.

## Adattamento alle Variazioni Fisiologiche

Con l'avanzare dell'età, il corpo subisce variazioni metaboliche e ormonali che possono influenzare come risponde al DI. Ad esempio, durante e dopo la menopausa, le donne potrebbero dover aggiustare la loro finestra di digiuno o il tipo di alimenti consumati per ottimizzare i risultati. Analogamente, gli uomini possono sperimentare cambiamenti nel metabolismo che richiedono aggiustamenti nel regime di DI. L'adattamento a questi cambiamenti garantirà che il DI rimanga un alleato nella gestione della salute e del peso.

## Integrazione con Cambiamenti dello Stile di Vita

I cambiamenti significativi nello stile di vita, come nuove routine lavorative, la genitorialità o il pensionamento, possono influenzare la fattibilità e l'efficacia del DI. Rivedere e adattare il programma di DI per allinearsi a questi cambiamenti assicura che possa essere mantenuto senza stress eccessivo o impatto negativo sul benessere generale.

## Uso Flessibile del DI

La flessibilità è fondamentale per il successo a lungo termine del DI. Ciò significa essere aperti a sperimentare con diversi modelli di digiuno e ad adattarli secondo necessità. Per esempio, qualcuno potrebbe iniziare con il metodo 16/8 e poi scoprire che il 5:2 si adatta meglio alla propria vita in un altro momento. Mantenere un approccio flessibile permette al DI di essere un metodo vivibile e sostenibile di gestione della salute.

## Educazione Continua

Continuare a informarsi sulle ultime ricerche e tendenze nel campo del DI può offrire nuove strategie e ispirazioni per mantenere o migliorare la propria pratica. Partecipare a workshop, leggere articoli scientifici o ascoltare podcast su salute e nutrizione sono modi eccellenti per rimanere informati e motivati.

## Sostenere il Benessere Mentale ed Emotivo

Come per ogni pratica di salute a lungo termine, sostenere il benessere mentale ed emotivo è cruciale. Il DI non dovrebbe mai diventare una fonte di stress o ansia. Se si inizia a sentirsi oberati, può essere il momento di rivedere il proprio approccio al DI, cercando il supporto di professionisti della salute o di una comunità di DI.

Adattare il DI nel corso della vita richiede un impegno costante per l'auto-osservazione, la flessibilità e l'adattamento. Questo approccio consente di navigare attraverso le varie fasi della vita con un regime di DI che supporta il benessere generale, la salute e la longevità. Man mano che le conoscenze e le esperienze personali crescono, anche il percorso del DI dovrebbe evolversi, garantendo che rimanga sempre un approccio positivo e arricchente alla gestione della salute e del benessere.

Il ruolo della comunità e del supporto sociale nel successo del digiuno intermittente (DI) è un aspetto fondamentale che merita una profonda riflessione e comprensione. Mentre individui intraprendono il percorso del DI per migliorare la propria salute e benessere, l'importanza di circondarsi di una rete di supporto positiva e incoraggiante non può essere sottovalutata. Questa comunità di supporto può venire da vari ambienti, inclusi amici, familiari, gruppi online e professionisti della salute, tutti contribuendo in modi significativi al viaggio individuale nel DI.

## Creazione di una Rete di Supporto

Il primo passo nel costruire una rete di supporto efficace per il DI è identificare e cercare persone che condividano obiettivi simili o che abbiano una comprensione empatica delle sfide che il DI comporta. Questo può includere:

**Gruppi di Supporto Online:** Piattaforme come forum, social media e applicazioni dedicate al DI offrono un luogo per condividere esperienze, successi, sfide e consigli. Qui, gli individui possono trovare ispirazione, motivazione e strategie pratiche da coloro che sono nella stessa barca.

**Amici e Familiari:** Parlare apertamente con amici e familiari riguardo gli obiettivi e le pratiche del DI può aiutare a ottenere il loro supporto. In alcuni casi, possono anche essere interessati a unirsi al percorso, creando un ambiente di mutuo sostegno e responsabilità.

**Professionisti della Salute:** Nutrizionisti, medici e allenatori possono offrire non solo supporto ma anche consigli basati su evidenze scientifiche, aiutando ad adattare il DI alle esigenze individuali e monitorare i progressi verso gli obiettivi di salute.

## Sfide nel Mantenimento del Supporto

Una delle sfide principali nel mantenere un'efficace rete di supporto per il DI è la variabilità delle esperienze e delle risposte individuali al DI. Inoltre, la stigmatizzazione sociale legata a specifiche pratiche alimentari e la resistenza al cambiamento da parte di coloro che non comprendono o non appoggiano il DI possono rappresentare ostacoli significativi.

## Strategie per Coltivare un Ambiente di Supporto

**Comunicazione Aperta:** Essere onesti e aperti riguardo i propri bisogni e aspettative può aiutare a stabilire confini chiari e promuovere la comprensione da parte di amici e familiari.

**Educazione:** Condividere articoli, studi e risorse informative sul DI può aiutare a educare coloro che circondano il praticante sulle basi scientifiche e sui benefici del DI, riducendo malintesi o preoccupazioni.

**Inclusione in Modo Creativo:** Organizzare eventi o attività che non ruotano esclusivamente intorno al cibo, o pianificare pasti condivisi durante le finestre di alimentazione, può aiutare a mantenere relazioni sociali ricche e supportare lo stile di vita del DI.

## Il Valore del Supporto Emotivo

Il supporto emotivo è cruciale, soprattutto durante i periodi di transizione o di sfida. Sentirsi ascoltati, compresi e incoraggiati può fare una grande differenza nel mantenimento della motivazione e nell'affrontare eventuali battute d'arresto.

## Creare una Cultura di Responsabilità e Incoraggiamento

Infine, stabilire una cultura di responsabilità reciproca e incoraggiamento all'interno della rete di supporto può rafforzare la determinazione e l'impegno verso il DI. Celebrare i successi insieme, sia grandi che piccoli, e offrire conforto e consigli pratici nei momenti difficili, rafforza il legame e la determinazione a proseguire nel percorso di benessere.

La comunità e il supporto sociale nel contesto del DI non sono solo complementi al viaggio personale verso il benessere ma sono spesso la chiave per il successo a lungo termine. Coltivare attivamente queste reti di supporto può trasformare l'esperienza del DI da un percorso individuale a una condivisione collettiva di crescita, apprendimento e successo nel benessere. Proseguendo, esploreremo ulteriori aspetti cruciali per il mantenimento di uno stile di vita sano e bilanciato, integrando il DI con altre pratiche di benessere per un approccio olistico alla salute.

Il mantenimento di uno stile di vita sano e bilanciato, integrando il digiuno intermittente (DI) con altre pratiche di benessere, richiede un approccio olistico alla salute. Questo approccio riconosce che il benessere ottimale deriva dalla cura di tutti gli aspetti della persona: fisico, mentale, emotivo e sociale. Combinare il DI con pratiche di vita salutari può non solo migliorare l'efficacia del DI stesso ma anche promuovere un senso di benessere complessivo e sostenibilità a lungo termine. Esaminiamo come questo può essere realizzato.

## Nutrizione Consapevole e Equilibrata

Anche all'interno delle finestre di alimentazione del DI, è fondamentale praticare una nutrizione consapevole ed equilibrata. Questo significa scegliere alimenti che offrono densità nutritiva, varietà e piacere, includendo una vasta gamma di verdure, frutti, proteine magre, grassi sani e carboidrati complessi. La nutrizione consapevole incoraggia anche a mangiare con attenzione, ascoltando i segnali di fame e sazietà del corpo, e godendo del cibo senza distrazioni.

## Esercizio Fisico Regolare

L'esercizio fisico è un pilastro del benessere e complementa efficacemente il DI. Trovare forme di attività fisica che si amano e che si possono mantenere nel tempo è cruciale. Che si tratti di camminare, nuotare, andare in bicicletta, praticare yoga o sollevamento pesi, l'importante è muoversi regolarmente. L'esercizio migliora non solo la composizione corporea e la salute cardiometabolica ma anche l'umore e l'energia, amplificando i benefici del DI.

## Gestione dello Stress

Strategie efficaci di gestione dello stress, come la meditazione, il mindfulness, il respiro profondo, e il tempo trascorso nella natura, possono ridurre l'impatto negativo dello stress sulla salute. Queste pratiche aiutano a mantenere un equilibrio ormonale ottimale, favorendo la resilienza e migliorando la capacità del corpo di rispondere positivamente al DI e ad altre pratiche salutari.

## Sonno di Qualità

Un sonno di qualità è essenziale per il recupero, la regolazione ormonale e il benessere generale. Mantenere una buona igiene del sonno, stabilendo routine serali rilassanti e assicurando un ambiente favorevole al riposo, può migliorare significativamente la qualità del sonno. Il DI, praticato in modo consapevole, può anche contribuire a regolarizzare i cicli di sonno-veglia.

## Relazioni Positive e Supporto Sociale

Cultivare relazioni positive e circondarsi di una rete di supporto sociale contribuisce enormemente al benessere mentale ed emotivo. Le interazioni sociali significative e il sostegno reciproco possono fornire motivazione, ridurre lo stress e arricchire l'esperienza del DI, rendendolo più sostenibile e piacevole.

## Apprendimento Continuo e Crescita Personale

Impegnarsi in un'apprendimento continuo su temi di salute, benessere e sviluppo personale può ispirare nuove pratiche salutari e fornire una prospettiva fresca e motivante sul percorso del DI. Che si tratti di leggere libri, partecipare a workshop o ascoltare podcast, arricchire la propria comprensione del benessere in senso ampio può alimentare il viaggio verso la salute ottimale.

Integrando il DI con queste pratiche complementari, gli individui possono creare uno stile di vita che non solo sostiene la perdita di peso o altri obiettivi fisici ma promuove anche un benessere profondo e duraturo. Questo approccio olistico al benessere riconosce l'interconnessione tra mente, corpo e spirito, offrendo una strada verso la salute e la felicità a lungo termine. Proseguendo, esploreremo ulteriori strumenti e risorse che possono supportare gli individui nel loro viaggio verso il benessere, consolidando la pratica del DI come parte di un approccio integrato alla salute.

# CAPITOLO 8:
# ESERCIZIO FISICO
# E DIGIUNO
# INTERMITTENTE

Incorporare strumenti e risorse nel percorso di benessere personale, specialmente quando si pratica il digiuno intermittente (DI), può significativamente arricchire l'esperienza e migliorare i risultati. Questi strumenti non solo offrono supporto pratico ma possono anche fornire motivazione, ispirazione e approfondimenti per ottimizzare la pratica del DI. Dall'uso di tecnologie a strategie di auto-monitoraggio, esploriamo una serie di risorse che possono supportare efficacemente gli individui nel loro viaggio verso il benessere.

## Applicazioni e Tecnologie Digitali

Con l'avanzare della tecnologia, numerose applicazioni sono state sviluppate per supportare il DI, offrendo funzionalità che vanno dal tracciamento dei periodi di digiuno e alimentazione a diari alimentari, promemoria e analisi del progresso.

**App di Tracciamento del Digiuno:** Queste app permettono agli utenti di impostare e monitorare le loro finestre di digiuno, offrendo una visualizzazione chiara di quando iniziare e terminare il digiuno, oltre a promemoria utili per rimanere in pista.

**Diari Alimentari Digitali:** Mantenere un registro di ciò che si mangia durante le finestre di alimentazione può aiutare a garantire un'adeguata assunzione di nutrienti e a identificare eventuali aree di miglioramento nella dieta.

**App per il Fitness:** Combinare il DI con una routine di esercizio regolare è cruciale. App per il fitness che tracciano l'attività fisica, i workout e i progressi possono essere strumenti preziosi per integrare l'attività fisica nel regime di DI.

### Risorse Educative

L'educazione è un pilastro fondamentale del successo nel DI. Avere accesso a informazioni accurate e basate sulla ricerca può aiutare a navigare meglio nel DI, evitare errori comuni e fare scelte informate.

**Libri e Pubblicazioni:** Esistono numerosi libri scritti da esperti nel campo del DI che offrono approfondimenti teorici, consigli pratici e ricette. Mantenersi aggiornati su nuove pubblicazioni può arricchire la comprensione del DI.

**Podcast e Video:** Ascoltare podcast o guardare video dedicati al DI e alla salute in generale può essere un modo conveniente per ricevere informazioni mentre si è in movimento, offrendo nuove prospettive e motivazione.

**Seminari Web e Workshop:** Partecipare a eventi educativi online può offrire l'opportunità di imparare direttamente da esperti nel campo, oltre alla possibilità di fare domande e interagire con una comunità di persone con interessi simili.

### Supporto della Comunità

La forza e il sostegno di una comunità possono essere incredibilmente potenti nel percorso del DI. Essere parte di una comunità offre non solo supporto emotivo ma anche scambio di conoscenze e esperienze.

**Gruppi di Supporto Online:** Unirsi a forum o gruppi di social media dedicati al DI può offrire un senso di appartenenza e un luogo per condividere sfide e successi.

**Incontri di Gruppo Locali:** Partecipare o organizzare incontri locali con altri che praticano il DI può fornire un ulteriore livello di supporto personale e connessione.

## Auto-monitoraggio e Riflessione

Pratiche di auto-monitoraggio come la tenuta di un diario personale del DI o la riflessione regolare sugli obiettivi e i progressi possono offrire approfondimenti preziosi sul proprio percorso, aiutando a rimanere focalizzati e motivati.

Integrare questi strumenti e risorse nel proprio regime di DI non solo può rendere la pratica più efficace e informativa ma anche più piacevole e sostenibile nel tempo. Offrendo una guida pratica, supporto morale e continua ispirazione, questi strumenti possono diventare alleati preziosi nel viaggio verso il benessere. Proseguendo, esamineremo come affrontare e adattarsi alle variazioni nel percorso di DI, garantendo che la pratica rimanga flessibile e adatta ai cambiamenti della vita.

Affrontare e adattarsi alle variazioni nel percorso del digiuno intermittente (DI) è essenziale per mantenere questa pratica efficace e sostenibile nel lungo termine. La vita è dinamica e imprevedibile; cambiamenti nello stile di vita, nelle condizioni di salute, negli obiettivi personali e nelle responsabilità possono influenzare come ci approcciamo al DI. Riconoscere quando e come adattare il proprio regime di DI può aiutare a navigare questi cambiamenti con successo, garantendo che il DI rimanga una parte positiva e arricchente dello stile di vita. Esploriamo strategie per affrontare e adattarsi alle variazioni nel percorso di DI.

## Ascolto Attivo del Proprio Corpo

L'ascolto del proprio corpo è fondamentale quando si navigano cambiamenti nel DI. Variazioni nell'energia, nel sonno, nell'appetito o nelle risposte emotive possono essere indicatori che il regime di DI attuale necessita di aggiustamenti. Essere aperti e reattivi a questi segnali può aiutare a personalizzare il DI in modo che supporti meglio la salute e il benessere complessivi.

## Flessibilità nel Regime di DI

La flessibilità è cruciale per adattare il DI ai cambiamenti della vita. Questo può significare modificare le finestre di digiuno per adattarsi a nuovi orari di lavoro, responsabilità familiari o preferenze sociali. Può anche includere l'esplorazione di diversi modelli di DI per trovare quello che meglio si adatta alle esigenze in evoluzione. Ricordare che il DI è uno strumento per migliorare la vita, non un fine in sé, può aiutare a mantenere questa flessibilità.

## Valutazione Periodica degli Obiettivi

Gli obiettivi di salute e benessere possono cambiare nel tempo, e con essi, l'approccio al DI potrebbe dover evolvere. Periodicamente, valutare gli obiettivi personali e riflettere su come il DI sta contribuendo a raggiungerli può offrire la possibilità di apportare modifiche consapevoli. Che si tratti di modificare l'obiettivo da perdita di peso a manutenzione, o da miglioramento della composizione corporea a gestione dello stress, la chiarezza sugli obiettivi guida le modifiche pratiche al DI.

## Integrazione con Altre Pratiche di Salute

Adattarsi ai cambiamenti nel percorso di DI spesso significa integrarlo con altre pratiche di salute che supportano gli obiettivi in evoluzione. Questo può includere l'aggiunta di nuove routine di esercizio, tecniche di gestione dello stress o aggiustamenti nella nutrizione. La ricerca e l'esperimento con pratiche complementari possono arricchire l'esperienza di DI e promuovere un benessere olistico.

## Educazione Continua e Supporto

Mantenere l'impegno nel DI attraverso i cambiamenti richiede un impegno continuo per l'apprendimento e la ricerca di supporto. Sfruttare libri, articoli, podcast, e comunità online per rimanere informati sulle ultime ricerche e strategie nel DI può ispirare aggiustamenti positivi. Inoltre, cercare il supporto di professionisti della salute quando si navigano cambiamenti significativi può garantire che gli aggiustamenti al DI siano ben informati e personalizzati.

## Accettazione e Pazienza

Infine, accettare che il percorso di DI sarà caratterizzato da alti e bassi e richiederà pazienza è fondamentale per navigare con successo nei cambiamenti. Approcciare ogni modifica con curiosità e gentilezza verso se stessi, piuttosto che con giudizio o frustrazione, può facilitare un adattamento più fluido e sostenibile al DI.

Adattare il DI alle variazioni della vita garantisce che questa pratica rimanga rilevante, sostenibile e gratificante. Attraverso l'ascolto del corpo, la flessibilità, la valutazione periodica degli obiettivi, l'integrazione con altre pratiche di salute, l'educazione continua e l'accettazione, gli individui possono navigare con successo nei cambiamenti, mantenendo il DI un pilastro efficace del loro benessere. Proseguendo, approfondiremo come anticipare e gestire le sfide future nel mantenimento di uno stile di vita sano e attivo con il DI, assicurando una visione a lungo termine del benessere personale.

Anticipare e gestire le sfide future nel mantenimento di uno stile di vita sano e attivo con il digiuno intermittente (DI) è cruciale per assicurare una visione a lungo termine del benessere personale. Mentre il DI può offrire numerosi benefici per la salute, l'adozione di questo regime come parte di uno stile di vita sano richiede di affrontare proattivamente le sfide che possono emergere nel corso del tempo. Questo implica non solo l'adattamento a cambiamenti nello stile di vita o nelle esigenze di salute ma anche il superamento di ostacoli mentali ed emotivi. Esploriamo strategie chiave per navigare con successo queste sfide future.

## Mantenimento della Motivazione

Uno dei maggiori ostacoli nel mantenere un regime di DI a lungo termine è la fluttuazione della motivazione. Con il passare del tempo, l'entusiasmo iniziale può diminuire, rendendo più difficile aderire al regime.

**Riflettere sugli Obiettivi e i Successi:** Prendersi regolarmente il tempo per riflettere sugli obiettivi a lungo termine e sui successi raggiunti può rinnovare la motivazione.

**Stabilire Obiettivi Piccoli e Gestibili:** Suddividere gli obiettivi di benessere a lungo termine in traguardi più piccoli e immediati può fornire sensazioni di successo regolari, mantenendo alta la motivazione.

## Gestione delle Fluttuazioni del Peso

Le variazioni di peso sono comuni in qualsiasi percorso di benessere, inclusa la pratica del DI. Gestire queste fluttuazioni senza scoraggiarsi richiede un approccio bilanciato.

**Focus su Salute e Benessere Oltre il Peso:** Spostare l'attenzione dal semplice peso a indicatori più ampi di salute, come energia, umore e funzione fisica, può aiutare a mantenere una prospettiva positiva.

**Revisione Regolare del Regime di DI:** Consultare un professionista della salute per valutare e, se necessario, aggiustare il regime di DI in base alle mutevoli esigenze del corpo.

## Navigare nelle Sfide Sociali

Le occasioni sociali e le pressioni culturali possono rappresentare sfide per chi segue il DI, specialmente in contesti che valorizzano i pasti come eventi sociali centrali.

**Comunicazione e Pianificazione:** Essere aperti riguardo al proprio regime di DI e pianificare in anticipo può aiutare a navigare in contesti sociali senza compromettere gli obiettivi di benessere.

**Flessibilità Temporanea:** Consentire flessibilità temporanea nel regime di DI per eventi speciali può aiutare a bilanciare aderenza al regime e vita sociale.

## Affrontare Periodi di Stress e Cambiamenti

Periodi di stress significativo o cambiamenti nello stile di vita possono influenzare la capacità di mantenere il DI.

**Strumenti di Gestione dello Stress:** Incorporare pratiche di riduzione dello stress come meditazione, esercizio fisico e hobby creativi può supportare il benessere mentale ed emotivo, facilitando l'aderenza al DI.

**Adattabilità del Regime:** Essere pronti a modificare temporaneamente il regime di DI durante periodi di stress elevato o cambiamenti importanti può prevenire sentimenti di fallimento o frustrazione.

## Supporto Continuo e Risorse

L'accesso a supporto e risorse educative può fornire una base solida per affrontare le sfide future.

Cerchi di Supporto e Comunità Online: Partecipare a gruppi di supporto o comunità online dedicati al DI può offrire consigli pratici, sostegno emotivo e motivazione continua.

**Educazione Continua:** Mantenersi informati su ricerche e risorse aggiornate relative al DI e alla salute generale può ispirare nuove strategie per superare le sfide.

Anticipare e prepararsi per le sfide future nel contesto del DI richiede un impegno proattivo verso la propria salute e benessere. Attraverso la riflessione costante, l'adattamento flessibile, la gestione dello stress, e il sostegno comunitario, è possibile navigare con successo nelle variazioni del percorso di benessere, mantenendo il DI come una componente vitale e sostenibile di uno stile di vita salutare.

Incorporare il digiuno intermittente (DI) in uno stile di vita sano e attivo implica non solo un impegno a breve termine ma una dedizione a lungo termine verso il mantenimento di pratiche salutari che supportino e potenzino i benefici del DI. Per rendere il DI una componente sostenibile e arricchente del proprio percorso di benessere, è cruciale sviluppare strategie che consentano di integrarlo armoniosamente nella routine quotidiana. Esaminiamo approcci chiave e considerazioni per assicurare che il DI rimanga un alleato efficace nel viaggio verso il benessere a lungo termine.

## Integrazione Armoniosa nel Tessuto della Vita Quotidiana

Perché il DI sia sostenibile, deve fondersi senza soluzione di continuità con le altre aree della vita dell'individuo. Questo richiede:

**Flessibilità e Personalizzazione:** Adattare gli orari di digiuno in base al proprio stile di vita, orari di lavoro e impegni sociali, piuttosto che forzare la vita ad adattarsi al DI. Questa flessibilità aiuta a ridurre lo stress e a mantenere il DI gestibile a lungo termine.

**Ascolto del Proprio Corpo:** Prestare attenzione alle risposte del corpo al DI e essere disposti a fare aggiustamenti in base a ciò che si sente è fondamentale. Questo può significare modificare la durata del digiuno o le finestre di alimentazione per ottimizzare l'energia, il sonno e il benessere generale.

## Supporto di Una Nutrizione Bilanciata

Il successo a lungo termine del DI dipende dalla qualità dell'alimentazione durante le finestre di alimentazione. Incorporare una varietà di alimenti ricchi di nutrienti supporta non solo gli obiettivi del DI ma anche la salute complessiva.

**Pianificazione dei Pasti:** Preparare pasti bilanciati che includano proteine di alta qualità, grassi sani, carboidrati complessi e abbondanti fibre aiuta a massimizzare la sazietà e il nutrimento.

**Ascolto dei Segnali di Fame e Sazietà**: Mangiare in modo consapevole, rispettando i segnali di fame e sazietà del corpo, promuove un rapporto sano con il cibo e previene sia l'overeating che le restrizioni eccessive.

## Mantenimento dell'Attività Fisica

L'esercizio fisico è un complemento essenziale al DI, non solo per la gestione del peso ma anche per il benessere mentale e fisico.

**Routine di Esercizio Regolare:** Trovare forme di esercizio che si amano e che si possono praticare regolarmente assicura che l'attività fisica rimanga una parte piacevole e costante della routine.

**Sincronizzazione con il DI:** Sperimentare con il timing dell'esercizio in relazione alle finestre di digiuno e di alimentazione può aiutare a trovare il miglior equilibrio per l'energia e il recupero.

## Gestione dello Stress e del Recupero

Implementare pratiche regolari per la gestione dello stress e il recupero è vitale per il mantenimento di uno stile di vita sano con il DI.

**Pratiche di Riduzione dello Stress:** Incorporare routine quotidiane come la meditazione, lo yoga o semplicemente il tempo trascorso all'aperto può avere un impatto significativo sul benessere mentale e fisico.

**Priorità al Sonno:** Assicurarsi un sonno di qualità è essenziale per il recupero, la regolazione ormonale e il supporto della pratica del DI.

## Educazione Continua e Adattamento

L'educazione continua sulla salute, la nutrizione e il benessere personale permette di rimanere informati e ispirati. Essere aperti ad adattare e modificare la pratica del DI in risposta a nuove informazioni o cambiamenti nella propria vita assicura che il DI rimanga rilevante e benefico.

Incorporando queste strategie nel proprio percorso di DI, gli individui possono assicurarsi che il DI non sia solo una moda passeggera ma una pratica di benessere sostenibile che contribuisce positivamente alla qualità della vita a lungo termine. Rimanendo flessibili, ascoltando il proprio corpo e integrando il DI con un approccio olistico alla salute e al benessere, è possibile navigare con successo nel viaggio del benessere mantenendo il DI come una componente vitale e gratificante della propria vita.

Mentre il digiuno intermittente (DI) diventa una parte integrante di uno stile di vita sano, comprendere e navigare il percorso di benessere a lungo termine richiede un'attenzione costante ai cambiamenti nel corpo, nello stile di vita e nelle esigenze personali. Adottare un approccio olistico al DI, che contempli non solo le finestre di alimentazione ma anche la salute mentale, l'attività fisica e le relazioni sociali, è fondamentale. Esploriamo ulteriori strategie per sostenere e arricchire il viaggio nel DI, mantenendo la pratica vivibile, gratificante e sostenibile nel tempo.

## Sviluppo di Una Mentalità di Crescita

Adottare una mentalità di crescita verso il DI e il benessere generale permette di affrontare sfide e cambiamenti con flessibilità e resilienza. Questo approccio incoraggia la sperimentazione, l'apprendimento dai fallimenti e l'adattamento, considerando il percorso di DI come un viaggio in continua evoluzione piuttosto che un rigido regime da seguire.

**Apertura al Cambiamento:** Essere aperti a modificare il proprio approccio al DI in risposta ai feedback del proprio corpo, alle nuove informazioni scientifiche o ai cambiamenti nello stile di vita può migliorare l'efficacia e la sostenibilità della pratica.

**Apprendimento Continuo:** Impegnarsi in un continuo apprendimento su temi legati al DI, alla nutrizione, all'esercizio fisico e al benessere mentale arricchisce la comprensione e la pratica del DI.

## Bilanciamento tra DI e Piacere di Vita

Mentre il DI offre benefici significativi per la salute, è importante bilanciarlo con il piacere e il godimento della vita. Questo include il godimento del cibo, la partecipazione ad attività sociali e la celebrazione di occasioni speciali senza sensi di colpa.

**Flessibilità nel Regime di DI:** Permettere occasionali adattamenti nel regime di DI per eventi speciali o occasioni sociali può aiutare a mantenere l'equilibrio tra disciplina e flessibilità.

**Valore delle Esperienze Condivise:** Dare priorità a momenti condivisi con amici e familiari, anche all'interno delle restrizioni del DI, sottolinea l'importanza delle relazioni e delle esperienze condivise per il benessere complessivo.

## Integrazione di Pratiche di Benessere Complementari

Incorporare pratiche di benessere complementari, come la meditazione, lo yoga, la terapia con l'arte o il tempo trascorso nella natura, può migliorare la qualità della vita e aumentare i benefici del DI.

**Supporto alla Salute Mentale:** Pratiche che riducono lo stress e promuovono il benessere mentale sono complementi preziosi al DI, offrendo una base solida per affrontare le sfide e godere dei benefici a lungo termine.

**Attività Fisica Piacerevoli:** Scegliere forme di esercizio che si amano assicura che l'attività fisica rimanga una parte costante e gioiosa dello stile di vita.

## Costruzione di Comunità e Condivisione di Esperienze

Essere parte di una comunità di persone che praticano il DI o che condividono interessi simili nel benessere può offrire supporto, ispirazione e una sensazione di appartenenza.

**Partecipazione a Gruppi e Forum:** Condividere esperienze, sfide e successi con altri può fornire nuove prospettive, motivazione e strategie per superare gli ostacoli.

**Supporto Mutuo:** Offrire e ricevere sostegno da parte di altri che percorrono un viaggio simile nel DI rinforza il senso di comunità e il commitment verso il benessere personale.

## Ascolto e Adattamento

Infine, il percorso nel DI dovrebbe essere guidato da un attento ascolto del proprio corpo e delle proprie esigenze, permettendo un'adeguata risposta ai cambiamenti interni ed esterni. Essere proattivi nell'adattamento della pratica del DI per riflettere la propria crescita personale, le esigenze di salute e le priorità di vita assicura che il DI rimanga un approccio vivibile e positivo al benessere.

Mantenendo una mentalità aperta, celebrando la flessibilità, integrando pratiche di benessere complementari, costruendo comunità e rimanendo sintonizzati sui segnali del proprio corpo, gli individui possono navigare con successo nel loro viaggio di DI, sfruttando al massimo i benefici per la salute e il benessere a lungo termine.

# CAPITOLO 9: RIATTIVAZIONE DEL METABOLISMO E SALUTE INTESINALE

Il percorso verso un benessere sostenibile attraverso il digiuno intermittente (DI) non termina con l'adozione di abitudini alimentari e di esercizio; si estende alla necessità di creare e mantenere uno spazio vitale che promuova la salute, la tranquillità e l'armonia. La configurazione dell'ambiente in cui viviamo e lavoriamo può avere un impatto significativo sulla nostra capacità di mantenere scelte salutari e sull'efficacia generale del DI. Vediamo come ottimizzare il nostro ambiente per supportare il DI e un benessere olistico.

## Creazione di un Ambiente Alimentare Consapevole

La prima area di focus dovrebbe essere la creazione di un ambiente alimentare che sostenga gli obiettivi del DI. Questo include:

**Organizzazione della Cucina:** Mantenere una cucina organizzata e piena di alimenti nutrienti e salutari rende più facile fare scelte alimentari positive. Eliminare o limitare la presenza di alimenti tentanti che non si allineano con gli obiettivi del DI può ridurre la tentazione e facilitare l'aderenza.

**Pianificazione dei Pasti:** Avere una chiara pianificazione dei pasti può prevenire decisioni alimentari impulsive. Preparare in anticipo e avere sempre a disposizione opzioni sane può sostenere l'impegno nel DI durante le finestre di alimentazione.

## Ottimizzazione dell'Ambiente Fisico per l'Esercizio

Incoraggiare l'attività fisica quotidiana è essenziale per sostenere il DI. L'ambiente fisico può essere ottimizzato per facilitare questo aspetto:

**Designazione di uno Spazio per l'Esercizio:** Creare uno spazio dedicato all'esercizio fisico in casa può servire da promemoria e incentivo a mantenere una routine di attività fisica regolare.

**Accessibilità degli Attrezzi Sportivi:** Avere attrezzi sportivi facilmente accessibili incoraggia l'uso spontaneo. Anche piccoli cambiamenti, come tenere un tappetino per yoga visibile o manubri a portata di mano, possono fare una grande differenza.

## Promozione di un Ambiente di Supporto Emotivo

La salute emotiva è strettamente legata alla capacità di mantenere scelte di vita salutari, compreso il DI. L'ambiente abitativo dovrebbe essere un rifugio che promuove il benessere emotivo:

**Aree per il Relax e la Meditazione:** Designare aree specifiche per il relax, la meditazione o la lettura può aiutare a gestire lo stress e favorire la calma interiore.

**Riduzione del Clutter:** Un ambiente ordinato e privo di disordine può diminuire l'ansia e migliorare la concentrazione, supportando una maggiore focalizzazione sugli obiettivi di benessere.

## Sviluppo di Comunità e Relazioni Sociali Positive

Le interazioni sociali e il senso di comunità possono essere coltivati anche attraverso la configurazione del nostro ambiente:

**Spazi per l'Ospitalità:** Avere spazi accoglienti dove ricevere amici e familiari per pasti o attività condivise può rafforzare le reti di supporto sociale.

**Partecipazione a Gruppi Locali:** Coinvolgersi in gruppi locali o eventi comunitari legati al benessere, al DI o all'esercizio fisico può ampliare la rete di supporto e fornire nuove fonti di motivazione e ispirazione.

## Integrazione con la Natura

L'integrazione con elementi naturali nell'ambiente quotidiano può avere effetti calmanti e rivitalizzanti, importanti per il sostegno al DI:

**Piante e Aree Verdi:** Incorporare piante in casa o creare un giardino può migliorare la qualità dell'aria e offrire un senso di connessione con la natura.

**Esposizione alla Luce Naturale:** Massimizzare l'esposizione alla luce naturale può migliorare l'umore e regolare i ritmi circadiani, sostenendo sia il benessere mentale che il DI.

Ottimizzare il proprio ambiente per supportare il DI e un benessere olistico implica considerare attentamente come gli aspetti fisici, emotivi e sociali dell'ambiente influenzano le nostre scelte quotidiane. Attraverso piccoli ma significativi adattamenti, è possibile creare uno spazio che non solo sostiene il DI ma promuove anche un benessere complessivo e sostenibile.

Incorporare abitudini di benessere mentale nel contesto del digiuno intermittente (DI) non solo potenzia gli effetti positivi del DI sul corpo ma anche sulla mente e lo spirito. La salute mentale e fisica sono strettamente connesse, e pratiche che sostengono entrambe possono migliorare significativamente la qualità della vita. Esploriamo strategie e pratiche per nutrire il benessere mentale, creando un ecosistema di salute che abbracci il benessere olistico.

## Pratiche di Mindfulness e Meditazione

Integrare la mindfulness e la meditazione nella routine quotidiana può avere un impatto profondo sul benessere mentale, riducendo lo stress e migliorando la consapevolezza del momento presente.

**Meditazione Quotidiana:** Dedicare tempo ogni giorno alla meditazione può aiutare a centrare la mente, ridurre lo stress e migliorare la concentrazione. Questa pratica può essere particolarmente utile durante le finestre di digiuno, aiutando a gestire eventuali sensazioni di disagio o fame.

**Mindfulness nel Digiuno e nell'Alimentazione:** Essere pienamente presenti durante il consumo dei pasti e l'esperienza del digiuno migliora la connessione con il proprio corpo, permettendo di riconoscere e onorare i segnali di fame e sazietà, nonché di apprezzare veramente il cibo.

## Tecniche di Riduzione dello Stress

Il mantenimento di bassi livelli di stress è cruciale per il successo del DI, dato che lo stress eccessivo può influenzare negativamente la salute metabolica e la scelta degli alimenti.

**Esercizi di Respirazione:** Tecniche di respirazione profonda possono offrire un sollievo immediato dallo stress acuto, calmare la mente e ridurre la tensione fisica.

**Attività Creative:** Impegnarsi in attività creative come l'arte, la scrittura o la musica può funzionare come una forma di terapia, offrendo un'uscita per l'espressione personale e riducendo i livelli di stress.

## Sviluppo di Abitudini di Sonno Salutari

Un sonno di qualità è fondamentale per la salute mentale. Il DI, se praticato in modo consapevole, può anche contribuire a migliorare la qualità del sonno.

**Routine Serale:** Sviluppare una routine serale che promuova il rilassamento e prepari il corpo e la mente al sonno può migliorare l'insorgenza e la qualità del sonno.

**Ambiente di Sonno Ottimale:** Assicurare che la camera da letto sia tranquilla, buia e fresca può aiutare a migliorare il sonno, fornendo il riposo necessario per sostenere sia la salute fisica che mentale.

## Coltivazione di Relazioni Positive

Le relazioni positive giocano un ruolo chiave nel benessere mentale. La condivisione di esperienze, sfide e successi con altri può offrire sostegno e ridurre il senso di isolamento.

**Comunicazione Aperta:** Parlare apertamente delle proprie esperienze con il DI, condividendo sia le difficoltà che i successi, può aiutare a costruire una rete di supporto empatica.

**Partecipazione a Gruppi di Supporto:** Unirsi a gruppi di supporto o comunità online dedicate al DI offre la possibilità di scambiare consigli, trovare motivazione e sentire un senso di appartenenza.

## Impegno in Attività Fisica Regolare

L'attività fisica non solo beneficia il corpo ma ha anche un effetto positivo sulla salute mentale, riducendo sintomi di ansia e depressione e migliorando l'umore.

**Esercizio Regolare:** Integrare l'esercizio fisico regolare nella routine giornaliera può migliorare l'energia, la chiarezza mentale e la resilienza emotiva.

**Varietà di Attività:** Sperimentare con diverse forme di esercizio mantiene l'attività fisica interessante e divertente, aumentando la probabilità che rimanga una parte costante dello stile di vita.

Incorporare queste pratiche di benessere mentale nel contesto del DI crea un approccio olistico alla salute, sottolineando l'importanza di curare non solo il corpo ma anche la mente. Questo approccio integrato non solo aumenta l'efficacia del DI ma promuove anche una sensazione di benessere complessivo e soddisfazione personale.

L'importanza di un approccio personalizzato al digiuno intermittente (DI) è fondamentale per il successo a lungo termine e il benessere complessivo. Il DI non è un approccio monolitico; ciò che funziona per una persona può non essere ideale per un'altra. La personalizzazione consente di adattare il DI alle esigenze individuali, agli obiettivi di salute, al ritmo di vita e alle preferenze alimentari, garantendo così che si adatti armoniosamente alla vita di ogni individuo e promuova un benessere sostenibile. Vediamo come sviluppare e mantenere un approccio personalizzato al DI.

## Comprendere le Proprie Esigenze di Salute e Obiettivi

Il punto di partenza per personalizzare il DI è una chiara comprensione delle proprie esigenze di salute e obiettivi personali. Che si tratti di perdita di peso, miglioramento della composizione corporea, gestione della glicemia o semplicemente di mantenimento della salute generale, avere obiettivi chiari guida la scelta del metodo di DI più appropriato.

**Valutazione Iniziale:** Prima di iniziare il DI, può essere utile sottoporsi a una valutazione della salute per identificare eventuali problemi specifici che il DI potrebbe aiutare a indirizzare.

**Definizione di Obiettivi Realistici:** Stabilire obiettivi chiari, misurabili e realistici aiuta a mantenere la motivazione e a misurare i progressi nel tempo.

## Scegliere il Metodo di DI Adatto

Esistono diversi metodi di DI, ognuno con caratteristiche specifiche che possono adattarsi meglio a determinati stili di vita o obiettivi di salute.

**Ricerca e Sperimentazione:** Esplorare i diversi metodi di DI, da 16/8 a 5:2, a digiuni più lunghi, e sperimentarli può aiutare a identificare quale approccio si adatta meglio alle proprie esigenze e preferenze.

**Ascolto del Corpo:** Prestare attenzione a come il corpo reagisce a diversi schemi di digiuno aiuta a raffinare ulteriormente la scelta, assicurando che il metodo prescelto sostenga la salute e il benessere.

## Integrazione con la Nutrizione e l'Attività Fisica

Un approccio personalizzato al DI va oltre la scelta del metodo di digiuno; include anche l'integrazione con un piano nutrizionale adatto e un regime di attività fisica.

**Piani Alimentari Personalizzati:** Adattare la dieta per assicurare un'adeguata assunzione di nutrienti durante le finestre di alimentazione, basata su preferenze alimentari, esigenze nutrizionali e obiettivi di salute.

**Routine di Esercizio Flessibili:** Sincronizzare l'attività fisica con le finestre di digiuno e alimentazione può ottimizzare l'energia e il recupero, migliorando i risultati complessivi.

## Monitoraggio e Adattamento Continui

La personalizzazione del DI è un processo dinamico che richiede monitoraggio e adattamenti continui in risposta ai cambiamenti nelle esigenze di salute, stile di vita e obiettivi.

**Diario di DI e Salute:** Tenere un diario che tracci il DI, l'assunzione di cibo, l'attività fisica e le risposte fisiche ed emotive può fornire approfondimenti preziosi per affinare ulteriormente l'approccio.

**Feedback Professionale:** Consultare regolarmente professionisti della salute per valutare i progressi e fare aggiustamenti basati su feedback professionali assicura che il DI rimanga allineato con le esigenze di salute in evoluzione.

## Aspetto Sociale e Emotivo

Incorporare considerazioni sociali ed emotive nella personalizzazione del DI può aiutare a gestire l'impatto del DI sulle relazioni sociali e sul benessere emotivo.

**Supporto Sociale:** Coinvolgere amici o familiari nel proprio percorso di DI o cercare comunità online può offrire supporto e comprensione.

**Gestione delle Emozioni:** Riconoscere e affrontare le emozioni legate al cibo e al digiuno è cruciale per un approccio equilibrato e sostenibile al DI.

Sviluppare un approccio personalizzato al DI richiede introspezione, esplorazione e la volontà di adattarsi man mano che si evolve il proprio percorso di salute. Attraverso la personalizzazione, il DI può diventare un potente strumento per il benessere a lungo termine, adattato unicamente alle esigenze e agli obiettivi individuali.

Adottare un approccio proattivo al monitoraggio della propria salute fisica e mentale è essenziale per coloro che praticano il digiuno intermittente (DI), consentendo di ottimizzare i benefici, identificare precocemente potenziali problemi e apportare modifiche per migliorare il benessere complessivo. Questo processo di auto-osservazione e valutazione con il supporto di professionisti della salute garantisce che il DI rimanga benefico e sicuro nel lungo termine. Vediamo come implementare questo monitoraggio efficace.

## Monitoraggio Regolare della Salute Fisica

Il monitoraggio regolare della salute fisica aiuta a valutare l'impatto del DI sul corpo, consentendo di apportare eventuali aggiustamenti necessari.

**Check-up Medici Periodici:** Incontri regolari con un professionista della salute possono fornire una valutazione oggettiva dei progressi e identificare precocemente eventuali problemi di salute. Questi check-up possono includere analisi del sangue per monitorare parametri quali livelli di glucosio, lipidi, funzionalità epatica e renale, e altri indicatori di salute metabolica.

**Auto-monitoraggio di Peso e Composizione Corporea: Sebbene** il peso non sia l'unico indicatore di salute, monitorare il peso e la composizione corporea può offrire informazioni utili sui progressi verso gli obiettivi di salute. L'uso di bilance che misurano la composizione corporea può fornire dati più dettagliati rispetto al solo peso corporeo.

**Registrazione delle Sensazioni Fisiche:** Tenere un diario delle sensazioni fisiche, dell'energia, della qualità del sonno e di eventuali cambiamenti nella tolleranza all'esercizio può aiutare a identificare i pattern correlati al DI e adattare la pratica per migliorare il benessere.

## Valutazione Continua della Salute Mentale

La salute mentale gioca un ruolo cruciale nel successo del DI. Il monitoraggio delle proprie condizioni emotive e psicologiche supporta una pratica del DI equilibrata e sostenibile.

**Riflessione Regolare sul Benessere Emotivo:** Valutare come il DI influisce sul proprio stato d'animo, livelli di stress e benessere emotivo è importante. Praticare la mindfulness o tenere un diario emotivo può offrire approfondimenti sulle proprie esperienze emotive e su come gestirle efficacemente.

**Supporto Psicologico se Necessario:** Consultare un terapeuta o uno psicologo può essere utile, soprattutto se si sperimentano difficoltà legate all'alimentazione, al corpo o al benessere emotivo.

Il supporto professionale può fornire strategie per affrontare queste sfide in modo sano.

### Integrazione di Feedback e Aggiustamenti

Raccogliere dati e feedback sulla propria salute fisica e mentale è solo il primo passo. L'interpretazione e l'integrazione di questi feedback nel proprio piano di DI sono fondamentali.

**Adattamenti Basati su Dati:** Utilizzare i dati raccolti dai check-up medici, dall'auto-monitoraggio e dalle valutazioni della salute mentale per fare aggiustamenti informati nella pratica del DI, sia in termini di schemi di digiuno che di scelte alimentari e stili di vita.

**Collaborazione con Professionisti della Salute:** Lavorare a stretto contatto con professionisti della salute per interpretare i dati e fare scelte consapevoli è cruciale. Questo può includere l'adattamento del regime di DI, l'introduzione di supplementi se necessario o modifiche alle strategie di gestione dello stress e dell'attività fisica.

Implementare un processo di monitoraggio regolare e proattivo della salute fisica e mentale permette ai praticanti del DI di mantenere il controllo sul proprio percorso di benessere, assicurando che il DI rimanga un'abitudine salutare e sostenibile. Questo approccio consente non solo di ottimizzare i benefici del DI ma anche di promuovere un benessere olistico a lungo termine, adattandosi ai cambiamenti e alle esigenze individuali nel corso del tempo.

Il digiuno intermittente (DI) non è solo una strategia alimentare ma può diventare un percorso di trasformazione personale che influisce positivamente su molteplici aspetti della vita. Per massimizzare il suo potenziale, è fondamentale adottare un approccio olistico che consideri non solo l'aspetto alimentare ma anche lo sviluppo personale, la crescita spirituale e l'impatto sulle relazioni interpersonali. Questo approccio arricchisce l'esperienza del DI, trasformandolo da una semplice pratica di restrizione alimentare a un viaggio di benessere complessivo.


## Crescita Personale e Sviluppo

Il DI offre l'opportunità di intraprendere un percorso di auto-scoperta e crescita personale. Attraverso la pratica del DI, gli individui possono imparare a:


**Ascoltare il Proprio Corpo:** Sviluppare una maggiore consapevolezza delle proprie esigenze fisiche, distinguendo tra fame reale e abitudini alimentari condizionate.

**Gestire la Disciplina e l'Autoregolazione**: Il DI richiede un certo grado di disciplina e controllo, che può trasferirsi positivamente ad altre aree della vita, migliorando la capacità di stabilire e perseguire obiettivi.

**Valutare e Riorientare le Priorità di Vita**: La pratica del DI può stimolare una riflessione più ampia sulle proprie scelte di vita, inclusi carriera, relazioni e obiettivi personali.

## Crescita Spirituale

Per molti, il DI può diventare anche un percorso spirituale che offre spazi di riflessione interiore e connessione con valori più profondi. Questo aspetto può includere:


**Pratica della Mindfulness e della Meditazione:** Il DI può essere un catalizzatore per approfondire pratiche di mindfulness e meditazione, promuovendo la pace interiore e la consapevolezza.

**Riconnessione con il Sé Autentico:** I momenti di digiuno offrono l'opportunità di staccarsi dalle distrazioni quotidiane e riconnettersi con il proprio sé più autentico, esplorando desideri, paure e aspirazioni.

## Impatto sulle Relazioni Interpersonali

Adottare il DI può influenzare anche le relazioni interpersonali, aprendo nuove vie di comunicazione e comprensione reciproca.

**Condivisione e Supporto:** Discutere della propria esperienza di DI con amici e familiari può aprire nuovi dialoghi su temi di salute, benessere e crescita personale, rafforzando i legami.

**Imparare dall'Esempio:** Vivere i benefici del DI può ispirare altri a riflettere sulle proprie abitudini alimentari e stili di vita, fungendo da modello positivo.

## Sostenibilità e Scelte Consapevoli

Infine, il DI può stimolare una maggiore consapevolezza riguardo la sostenibilità e le scelte alimentari consapevoli, spingendo verso un consumo più etico e sostenibile.

**Scelte Alimentari Etiche:** La pratica del DI può incoraggiare a riflettere sulla provenienza del cibo, privilegiando alimenti locali, stagionali e prodotti in modo etico.

**Riduzione dello Spreco Alimentare:** La pianificazione dei pasti e la consapevolezza alimentare promossa dal DI possono ridurre lo spreco alimentare, contribuendo a un impatto ambientale positivo.

Adottare un approccio olistico al DI, che abbracci la crescita personale, la spiritualità, l'impatto sulle relazioni interpersonali e la sostenibilità, arricchisce notevolmente l'esperienza, trasformando il DI in un viaggio di trasformazione che va ben oltre la semplice perdita di peso o miglioramento della salute fisica. Questo percorso integrato promuove un benessere completo, armonizzando corpo, mente e spirito.

# CAPITOLO 10: PIANIFICARE IL FUTURO CON IL DIGIUNO INTERMITTENTE

Riflettere sull'impatto a lungo termine del digiuno intermittente (DI) sulla salute e sul benessere richiede un'analisi olistica che consideri non solo i cambiamenti fisici evidenti, come la perdita di peso o il miglioramento dei marker metabolici, ma anche le trasformazioni nella qualità della vita, nel benessere mentale, nelle abitudini alimentari e nello stile di vita generale. Il DI, quando integrato in modo consapevole e bilanciato, ha il potenziale di diventare non solo una pratica temporanea per obiettivi specifici di salute ma una componente sostenibile di uno stile di vita salutare a lungo termine. Vediamo come.

### Cambiamenti Fisici e Salute Metabolica

Uno degli impatti più studiati del DI riguarda la salute fisica e metabolica. Le ricerche indicano miglioramenti significativi in aree quali:

**Perdita di Peso e Composizione Corporea:** Il DI aiuta a ridurre il grasso corporeo mantenendo la massa muscolare, importante per un metabolismo sano.

**Sensibilità all'Insulina e Controllo della Glicemia:** Il DI può migliorare la sensibilità all'insulina, riducendo il rischio di diabete di tipo 2.

**Salute Cardiovascolare:** Riduzioni nei marker di rischio come pressione sanguigna, colesterolo LDL e trigliceridi sono state associate alla pratica del DI.

**Longevità e Prevenzione delle Malattie:** Studi suggeriscono che il DI può influenzare positivamente la longevità e ridurre il rischio di malattie croniche grazie alla riduzione dell'infiammazione e all'ottimizzazione dei processi di riparazione cellulare.

## Miglioramento della Qualità della Vita

Oltre ai benefici fisici, il DI può portare a miglioramenti sostanziali nella qualità della vita:

**Energia e Concentrazione:** Molti praticanti riferiscono aumenti nell'energia e nella chiarezza mentale durante il DI, contribuendo a una maggiore produttività e benessere generale.

**Relazione con il Cibo:** Il DI può favorire una maggiore consapevolezza e un rapporto più sano con il cibo, incoraggiando scelte alimentari più consapevoli e nutrienti.

**Autostima e Immagine Corporea:** La perdita di peso e i miglioramenti nella composizione corporea possono contribuire a un aumento dell'autostima e a una percezione positiva di sé.

## Sviluppo di Abitudini Sostenibili

L'adozione del DI può promuovere lo sviluppo di abitudini alimentari e di stile di vita sostenibili a lungo termine:

**Routine Alimentari Regolate:** Il DI insegna la disciplina e la regolamentazione delle abitudini alimentari, che possono trasferirsi ad altre aree della vita.

**Maggiore Attenzione alla Nutrizione:** L'importanza data alla qualità degli alimenti consumati nelle finestre di alimentazione può portare a una maggiore attenzione alla nutrizione complessiva.

**Equilibrio e Flessibilità:** L'apprendimento di come adattare il DI alle varie fasi della vita insegna l'equilibrio e la flessibilità, competenze preziose per la gestione della salute e del benessere.

### Impatto Sociale e Ambientale

Infine, il DI può avere un impatto positivo anche a livello sociale e ambientale:

**Riduzione dello Spreco Alimentare:** La maggiore consapevolezza e pianificazione alimentare può contribuire a ridurre lo spreco.

**Scelte Alimentari Consapevoli:** L'enfasi sul consumo di alimenti nutrienti può incoraggiare la scelta di prodotti locali, stagionali e prodotti in modo etico, sostenendo sistemi alimentari sostenibili.

Considerando l'impatto a lungo termine del DI, è chiaro che i benefici potenziali vanno ben oltre la perdita di peso o i miglioramenti metabolici. La pratica del DI, quando adottata come parte di un approccio olistico al benessere, può promuovere un cambiamento profondo e duraturo, migliorando la salute fisica, la qualità della vita, le abitudini alimentari e lo stile di vita, con implicazioni positive anche per la comunità e l'ambiente circostante.

Navigare nelle sfide che emergono durante il viaggio del digiuno intermittente (DI) è fondamentale per garantire la sostenibilità e l'efficacia di questa pratica nel lungo termine. Mentre il DI offre numerosi benefici, come miglioramenti nella composizione corporea, nella salute metabolica e nella longevità, può presentare anche delle sfide, inclusi adattamenti fisici, sociali e psicologici. Affrontare proattivamente queste sfide e sviluppare strategie efficaci per superarle è cruciale per mantenere il DI come parte integrante di uno stile di vita sano e bilanciato.

## Sfide Fisiche e Strategie di Adattamento

Le sfide fisiche possono includere la gestione della fame, l'adattamento ai nuovi orari di alimentazione e l'impatto sul sonno. Per navigare queste sfide:

**Gestione Della Fame:** Integrare alimenti ricchi di fibre e proteine durante le finestre di alimentazione può aiutare a mantenere la sazietà. L'uso di strategie come bere acqua o tè senza calorie può anche aiutare a gestire le sensazioni di fame durante i periodi di digiuno.

**Adattamento agli Orari di Alimentazione:** Iniziare con un approccio più flessibile al DI e gradualmente restringere le finestre di alimentazione può facilitare l'adattamento. Ascoltare il proprio corpo e adattare gli orari di alimentazione in base alle proprie esigenze quotidiane è fondamentale.

**Miglioramento del Sonno:** Mantenere una routine regolare prima di coricarsi e limitare l'esposizione alla luce blu può migliorare la qualità del sonno. Se il digiuno influisce negativamente sul sonno, potrebbe essere necessario rivedere il timing del digiuno o la composizione dei pasti serali.

## Sfide Psicologiche e Emotive

Le sfide psicologiche possono riguardare la motivazione, il rapporto con il cibo e l'autostima. Per affrontare queste sfide:

**Mantenimento della Motivazione:** Stabilire obiettivi chiari e celebrare i piccoli successi lungo il percorso può aiutare a mantenere alta la motivazione. Condividere il proprio viaggio con una comunità di supporto può anche offrire incoraggiamento e riconoscimento.

**Gestione del Rapporto con il Cibo:** Praticare la mindfulness alimentare e concentrarsi sulla qualità piuttosto che sulla restrizione può promuovere un rapporto più sano con il cibo. Educarsi sui principi di una nutrizione bilanciata e ricordare che il

DI è uno strumento e non una punizione può aiutare a mantenere un equilibrio.

**Sostegno all'Autostima:** Ricordare che il valore personale non è determinato dal peso o dalla forma del corpo è fondamentale. L'auto-compassione e il riconoscimento dei propri sforzi e progressi, indipendentemente dalle fluttuazioni del percorso, sono essenziali per un benessere psicologico sostenibile.

Sfide Sociali

Navigare nelle dinamiche sociali e familiari può rappresentare una sfida, soprattutto in contesti in cui il cibo gioca un ruolo centrale.

**Comunicazione Efficace:** Spiegare agli amici e alla famiglia il proprio impegno nel DI e i suoi benefici può aiutare a ottenere il loro supporto e comprensione.

**Flessibilità e Pianificazione:** Essere flessibili con il proprio regime di DI in occasioni speciali e pianificare in anticipo può aiutare a bilanciare gli impegni sociali con la pratica del DI, mantenendo un equilibrio tra salute personale e vita sociale.

## Educazione Continua e Sviluppo Personale

Rimanere informati sulle ultime ricerche e sulle migliori pratiche nel campo del DI e del benessere generale è cruciale. L'educazione continua permette di adattare e affinare la propria pratica del DI in base a nuove scoperte scientifiche e personali.

Navigare nelle sfide del DI richiede un approccio olistico che consideri la salute fisica, psicologica e sociale. Attraverso strategie adattive, comunicazione efficace, sostegno sociale e un impegno costante all'apprendimento e alla crescita personale, è possibile integrare con successo il DI in uno stile di vita sano e bilanciato, ottenendo benefici sostenibili nel lungo termine.

Il coinvolgimento di professionisti della salute nel proprio percorso di digiuno intermittente (DI) non è solo una misura di sicurezza, ma anche un modo per ottimizzare i benefici e personalizzare l'approccio in base alle proprie esigenze e condizioni di salute. L'interazione regolare con medici, nutrizionisti e altri specialisti del benessere può fornire supporto, guidare gli aggiustamenti necessari e garantire che la pratica del DI sia sostenibile e benefici per la salute a lungo termine. Vediamo come e perché integrare i professionisti della salute nel percorso di DI.

## Valutazione Medica Iniziale

Prima di iniziare il DI, è consigliabile sottoporsi a una valutazione medica completa per assicurarsi che non ci siano controindicazioni o condizioni preesistenti che potrebbero essere influenzate negativamente dal digiuno.

**Valutazione dei Rischi:** Un medico può valutare i rischi potenziali basati sulla storia medica personale e familiare, considerando fattori come condizioni metaboliche, disturbi alimentari, o uso di farmaci.

**Pianificazione Personalizzata:** Basandosi sui risultati della valutazione, il medico può aiutare a pianificare un regime di DI che tenga conto delle esigenze individuali, massimizzando sicurezza ed efficacia.

## Supporto di Nutrizionisti o Dietologi

L'assistenza di un nutrizionista o dietologo è fondamentale per assicurarsi che le finestre di alimentazione nel DI siano nutrizionalmente bilanciate, sostenendo la salute generale e gli obiettivi specifici.

**Ottimizzazione della Nutrizione:** I professionisti possono fornire piani alimentari personalizzati che assicurino un'adeguata assunzione di macro e micronutrienti, evitando carenze nutrizionali.

**Strategie per la Gestione della Fame:** Possono anche offrire strategie per gestire la fame e mantenere la sazietà, importanti per il successo del DI.

## Monitoraggio e Ajustamenti Periodici

Incorporare controlli regolari con i professionisti della salute consente di monitorare i progressi, valutare l'impatto del DI sulla salute e fare ajustamenti al regime di digiuno o alla dieta in base ai risultati ottenuti.

**Monitoraggio dei Progressi:** Check-up regolari possono tracciare cambiamenti nei parametri di salute, come peso, composizione corporea, livelli di glucosio nel sangue e profili lipidici.

**Adattamento del Piano:** Basandosi sui feedback e sui risultati ottenuti, i professionisti possono raccomandare modifiche al regime di DI per migliorare i risultati o per adattarsi a cambiamenti nello stile di vita o nella salute.

## Gestione di Sfide e Ostacoli

Affrontare eventuali sfide o complicazioni emergenti con il supporto di professionisti della salute può contribuire a risolvere rapidamente le problematiche e mantenere la pratica del DI sostenibile.

**Intervento tempestivo:** La tempestiva identificazione e gestione di effetti collaterali o problemi di salute correlati al DI possono prevenire complicazioni a lungo termine.

**Supporto Emotivo e Psicologico:** Per alcuni, integrare il supporto di un terapeuta o psicologo può essere utile per affrontare problemi relativi all'immagine corporea, alla relazione con il cibo o ad altre questioni psicologiche legate al DI.

## Promozione della Salute Olistica

Infine, la collaborazione con professionisti della salute nel percorso di DI sottolinea l'importanza di un approccio olistico al benessere, che riconosca le interconnessioni tra dieta, esercizio fisico, salute mentale e stile di vita.

**Approccio Integrato:** I professionisti della salute possono aiutare a integrare il DI con altre pratiche di benessere, come l'attività fisica regolare, tecniche di riduzione dello stress e abitudini di sonno salutari, per promuovere un benessere complessivo.

Includere professionisti della salute nel proprio percorso di DI non solo garantisce la sicurezza e l'efficacia della pratica ma anche offre una risorsa preziosa per l'ottimizzazione e la personalizzazione dell'approccio, assicurando che il DI sia un contributo positivo e sostenibile al benessere a lungo termine.

Nel contesto del digiuno intermittente (DI), la ricerca e l'educazione continue sono essenziali per mantenere un approccio informato e aggiornato alla pratica. Investire tempo ed energia nell'approfondire la conoscenza sul DI, sulla nutrizione e sul benessere generale può fornire una base solida per massimizzare i benefici e affrontare le sfide che possono emergere lungo il percorso. Ecco perché dedicare risorse alla ricerca e all'educazione continua è fondamentale per un'implementazione efficace e sostenibile del DI.

## Approfondimento sulla Ricerca Scientifica

L'approfondimento della ricerca scientifica sul DI consente di comprendere meglio i meccanismi fisiologici che stanno alla base dei suoi effetti e di valutare criticamente le evidenze disponibili.

**Studio delle Evidenze:** Esplorare studi scientifici e revisioni sistematiche sull'efficacia e sulla sicurezza del DI fornisce una base solida per prendere decisioni informate sul proprio percorso.

**Aggiornamenti e Nuove Scoperte:** Mantenersi aggiornati sulle ultime scoperte nella ricerca sul DI consente di adattare il proprio approccio in base alle migliori pratiche e alle nuove evidenze emergenti.

## Approfondimento della Comprensione Nutrizionale

Acquisire una conoscenza approfondita della nutrizione e della fisiologia può aiutare a comprendere meglio come il DI influisce sul corpo e sulla salute a lungo termine.

**Ruolo dei Nutrienti:** Comprendere il ruolo dei diversi nutrienti nel corpo e come il DI può influenzare il loro assorbimento e metabolismo aiuta a ottimizzare la composizione dei pasti e a soddisfare le esigenze nutrizionali.

**Impatto sul Metabolismo:** Approfondire la comprensione del metabolismo e delle sue variazioni durante il digiuno può aiutare a massimizzare i benefici del DI e a gestire eventuali effetti collaterali.

## Educazione sul Benessere Generale

Oltre alla nutrizione, l'educazione sul benessere generale è fondamentale per integrare il DI in uno stile di vita sano e sostenibile.

**Gestione dello Stress:** Imparare tecniche di gestione dello stress come la meditazione, la respirazione profonda e l'esercizio può aiutare a migliorare la resilienza e a ridurre l'impatto dello stress sul corpo.

**Promozione dell'Attività Fisica:** Comprendere l'importanza dell'attività fisica regolare e del movimento può aumentare l'efficacia del DI e migliorare la salute cardiovascolare, muscolare e metabolica complessiva.

## Comunità e Condivisione delle Esperienze

Partecipare a comunità online o gruppi di supporto dedicati al DI consente di condividere esperienze, scambiare consigli e supportare reciproco nel percorso.

**Scambio di Idee e Risorse:** Interagire con altre persone che praticano il DI offre l'opportunità di apprendere da esperienze diverse, trovare ispirazione e ricevere supporto durante le sfide.

**Supporto Emotivo:** Condividere le proprie sfide e successi con una comunità di pari può fornire un sostegno emotivo prezioso e motivazione aggiuntiva nel perseguire gli obiettivi di salute.

### Approccio Continuo di Apprendimento e Crescita Personale

Infine, l'educazione continua rappresenta un viaggio di crescita personale e di sviluppo che va oltre il DI stesso.

**Crescita Personale:** Approfondire la conoscenza sulla salute, la nutrizione e il benessere può portare a una maggiore consapevolezza e a una migliore gestione della propria salute generale.

**Sviluppo dell'Autonomia:** Diventare autonomi nel prendere decisioni informate sulla salute migliora l'autostima e il senso di controllo sulla propria vita e sul proprio benessere.

Investire nell'approfondimento della ricerca, nell'educazione continua e nel coinvolgimento nella comunità sono pilastri fondamentali per un'implementazione efficace e sostenibile del digiuno intermittente, garantendo che sia parte integrante di uno stile di vita sano e bilanciato nel lungo termine.

Il mantenimento dei risultati ottenuti attraverso il digiuno intermittente (DI) rappresenta una fase critica del percorso di trasformazione del corpo e del miglioramento del benessere generale. Dopo aver raggiunto i propri obiettivi di perdita di peso o di miglioramento della salute, è importante adottare strategie efficaci per preservare i risultati nel lungo termine e prevenire il ripristino del peso o il declino della salute. Il punto 10.5 del nostro libro si concentra proprio su queste strategie di mantenimento, offrendo ai lettori le conoscenze e gli strumenti necessari per consolidare e proteggere i loro successi ottenuti con il DI.

### Consolidare le Abitudini Salutari

Per mantenere i risultati del DI, è essenziale trasformare le pratiche di perdita di peso in abitudini quotidiane durature. Ciò può includere la continua adesione a una dieta equilibrata e sostenibile, la pratica regolare di attività fisica e l'adozione di abitudini di vita salutari.

**Consistenza nell'Esercizio Fisico:** Mantenere una routine regolare di attività fisica aiuta a bruciare calorie, a tonificare i muscoli e a sostenere il metabolismo, contribuendo a mantenere il peso corporeo.

**Continuità nella Dieta Equilibrata**: Scegliere cibi nutrienti e bilanciati contribuisce a mantenere l'energia, la sazietà e la salute generale, riducendo al minimo il rischio di un aumento di peso.

## Monitorare il Progresso e Riaffermare gli Obiettivi

Il monitoraggio regolare del peso, della composizione corporea e di altri indicatori di salute è importante per riconoscere eventuali cambiamenti e intervenire tempestivamente per prevenire il recupero del peso. Riaffermare gli obiettivi personali e il motivo per cui si è iniziato il percorso di DI può fornire la motivazione necessaria per rimanere concentrati e impegnati nel mantenere uno stile di vita sano.

**Auto-Valutazione Periodica:** Fare il punto della situazione regolarmente aiuta a mantenere la consapevolezza del proprio progresso e a individuare eventuali aree che richiedono aggiustamenti.

**Riaffermazione degli Obiettivi:** Ricordare costantemente le ragioni per cui si è intrapreso il percorso di DI può rinnovare l'impegno e mantenere la motivazione a lungo termine.

## Gestire lo Stress e le Sfide Emotive

Lo stress e le sfide emotive possono influenzare significativamente la capacità di mantenere gli obiettivi di salute a lungo termine. Imparare a gestire lo stress e a affrontare le sfide emotive in modo costruttivo è essenziale per proteggere i risultati ottenuti con il DI.

**Tecniche di Gestione dello Stress:** Adottare tecniche di gestione dello stress come la meditazione, lo yoga o la respirazione profonda può aiutare a ridurre l'ansia e a migliorare il benessere emotivo.

**Supporto Sociale:** Mantenere relazioni positive e supportive con amici, familiari o comunità può fornire un sostegno emotivo prezioso durante i momenti di difficoltà.

## Adattarsi ai Cambiamenti e Continuare a Crescere

Il mantenimento dei risultati del DI non è un processo statico ma dinamico, che richiede la capacità di adattarsi ai cambiamenti e di continuare a crescere nel percorso di salute e benessere.

**Flessibilità nell'Approccio:** Essere disposti ad adattare la propria dieta, il proprio regime di esercizio e le proprie abitudini in base alle esigenze in continua evoluzione del corpo e dello stile di vita.

**Crescita Personale Continua:** Continuare a cercare nuove conoscenze, pratiche e esperienze che possano arricchire il proprio percorso di salute e benessere, consentendo una crescita continua e un miglioramento costante.

## Celebrare i Successi e Valorizzare il Viaggio

Infine, è importante riconoscere e celebrare i successi ottenuti attraverso il DI, non solo focalizzandosi sugli obiettivi raggiunti ma anche apprezzando il viaggio compiuto per raggiungerli.

**Gratitudine e Apprezzamento:** Essere grati per il proprio corpo, la propria salute e la determinazione dimostrata nel percorso di DI può nutrire un atteggiamento positivo e un senso di realizzazione.

**Celebrazione dei Successi:** Celebrare i progressi, grandi e piccoli, incoraggia un atteggiamento positivo e rafforza la motivazione a mantenere uno stile di vita sano nel lungo termine.

In conclusione, il mantenimento dei risultati del digiuno intermittente richiede un impegno continuo, una consapevolezza costante e la capacità di adattarsi ai cambiamenti nel percorso di salute e benessere. Integrare strategie di consolidamento, monitoraggio e gestione delle sfide emotive può contribuire a garantire il successo a lungo termine del DI e a mantenere uno stile di vita sano e equilibrato nel tempo.

# SE PENSI CHE QUESTO LIBRO TI SIA PIACIUTO E TI ABBIA AIUTATO

**Ti chiedo solo di dedicare pochi secondi e lasciare una breve recensione su amazon!.**

# GRAZIE

**(Luca Ferrero)**

www.ingramcontent.com/pod-product-compliance
Lightning Source LLC
Chambersburg PA
CBHW061055250726
48653CB00001B/418